¿EN QUÉ SOMOS DIFERENTES LAS MUJERES?

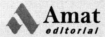

Amat Editorial, sello editorial especializado en la publicación de temas que ayudan a que tu vida sea cada día mejor. Con más de 400 títulos en catálogo, ofrece respuestas y soluciones en las temáticas:

- Educación y familia.
- Alimentación y nutrición.
- Salud y bienestar.
- Desarrollo y superación personal.
- Amor y pareja.
- Deporte, fitness y tiempo libre.
- Mente, cuerpo y espíritu.

E-books:

Todos los títulos disponibles en formato digital están en todas las plataformas del mundo de distribución de e-books.

Manténgase informado:

Únase al grupo de personas interesadas en recibir, de forma totalmente gratuita, información periódica, newsletters de nuestras publicaciones y novedades a través del QR:

Dónde seguirnos:

 | @amateditorial

  | Amat Editorial

Nuestro servicio de atención al cliente:

Teléfono: **+34 934 109 793**

E-mail: **info@profiteditorial.com**

XUS MURCIANO LÓPEZ

¿EN QUÉ SOMOS DIFERENTES LAS MUJERES?

NUTRICIÓN SALUDABLE ESPECÍFICA
PARA MUJERES DE TODAS LAS EDADES

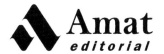

© Xus Murciano López, 2022
© Profit Editorial I., S.L., 2022
Amat Editorial es un sello de Profit Editorial I., S.L.
Travessera de Gràcia, 18-20, 6º 2ª. 08021 Barcelona

Diseño de cubierta: Elena Martí Nabona
Maquetación: XicArt

ISBN: 978-84-9735-687-9
Depósito Legal: B 7-2022
Primera edición: Enero de 2022

Impresión: Gráficas Rey
Impreso en España — *Printed in Spain*

❖ ÍNDICE ❖

A mi madre, por estar SIEMPRE, incondicionalmente.

A mis hijas, con ellas a mi lado, puedo con TODO.

A Enric, sencillamente, por aguantarme, tarea nada fácil en según qué momentos.

A Alicia y a Francesc, sin lugar a duda mi motor, los encargados de esos empujoncitos tan necesarios, sin los que no hubiera podido realizar este proyecto. Gracias, por estar siempre a mi lado, y no hablo únicamente de trabajo.

A todas y cada una de mis compañeras y compañeros, sin excepción, que hacen posible el día a día de mi consulta.

Y, en definitiva, gracias a todos aquellos que decidieron confiar en mí y en mi proyecto hace ahora 3 años.

COLABORADORES

Luciana Bergamaschi
Responsable de la Unidad de Ginecología Regenerativa. Dexeus Mujer.

Rosa M.ª García Fort
Chef y profesora de cocina.

Pascual García Alfaro
Responsable de la Unidad de Menopausia. Dexeus Mujer.

Xus Murciano López
Responsable de la Unidad de Nutrición y Dietética. Dexeus Mujer.

Alberto Rodríguez-Melcón
Jefe del Servicio de Obstetricia. Dexeus Mujer.

Alicia Úbeda Hernández
Jefe del Servicio de Ginecología. Dexeus Mujer.

Ha sido un placer leer este libro sobre nutrición saludable escrito por nuestra nutricionista, Xus Murciano, desde una perspectiva femenina. La autora se pregunta desde el inicio de la obra si las mujeres son, en este aspecto, también diferentes.

Nuestra nutricionista trabaja en Dexeus Mujer desde hace más de dos décadas, por lo que conoce muy bien las diferentes etapas de la vida de la mujer. Me parece especialmente interesante la información nutricional específica adaptada a las distintas edades de la mujer; la adolescencia, con un mayor riesgo de trastornos de conducta alimentaria; el embarazo, la lactancia y la menopausia requieren, tal como la autora ha descrito, una atención diferenciada. Tampoco es de extrañar, por su relevancia, la atención prestada a situaciones patológicas muy específicas, como la endometriosis, el síndrome del ovario poliquístico, la fibromialgia y el síndrome de fatiga crónica, afecciones que conllevan un especial estrés oxidativo. A las lectoras también les resultará muy útil las recomendaciones que la autora ofrece a las mujeres o las parejas que decidan quedarse embarazadas o que tienen problemas de fertilidad y van a someterse a técnicas de reproducción asistida.

El libro es muy ágil y fácil de leer, pero a la vez es muy riguroso con la información que presenta, la iconografía es muy didáctica, la bibliografía está bien seleccionada y la inclusión de recetas al final del libro resulta muy estimulante.

Finalmente, quiero felicitar a la autora por el esfuerzo realizado para escribir esta magnífica obra, que considero de gran interés y a la que auguro el mayor de los éxitos.

Pedro N. Barri Ragué
Director de Dexeus Mujer

❖ INTRODUCCIÓN ❖

A lo largo de nuestra vida como mujeres se suceden una serie de situaciones especiales en las que las necesidades nutricionales y energéticas van cambiando. Acertar en cada caso parece complicado, por eso resulta útil establecer unas pautas generales. Si bien la nutrición saludable es un tema que debería interesar a cualquier persona, en la mujer cobra una especial relevancia por las distintas etapas que atraviesa a lo largo de la vida.

De estas reflexiones surgió la idea de escribir el presente libro, en el que revisaremos el tema de la nutrición a través de las distintas etapas en la vida de una mujer que, por un motivo u otro, implican cambios y toma de decisiones.

Por el solo hecho de ser mujeres iniciamos el periplo vital de forma diferente a los hombres y nuestras necesidades son bien distintas. No solo nos preocupa qué nos sucede cuando somos adolescentes, estamos embarazadas o llegamos a la menopausia, sino también otras cuestiones, por ejemplo, cómo podemos mantener el peso tras seguir una dieta.

Hemos creído conveniente incluir una parte práctica en este libro. Por esta razón, al final del libro se incluyen unas recetas fáciles y saludables relacionadas con la temática de cada capítulo. A menudo, las ideas culinarias son escasas, y la falta de tiempo para realizarlas hace que la tarea de confeccionar los menús diarios no sea atrayente ni fácil. Así que intentaremos aportar algunas ideas útiles.

La nutrición saludable, equilibrada y adaptada a la mujer en sus etapas vitales y sus preferencias, adquiere cada vez una mayor relevancia. Así que, a lo largo de este libro, veremos qué descubrimos, qué sabemos o qué podemos corregir y aprender en el terreno de la alimentación sana. Espero que lo disfrutéis.

1

CONCEPTOS BÁSICOS

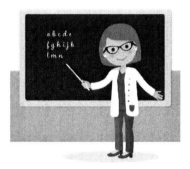

Antes de entrar en materia, debemos repasar los conceptos básicos de cualquier dieta saludable, así como la diferencia que hay entre alimentación y nutrición, y cuáles son los componentes principales de la nutrición: hidratos de carbono, grasas, proteínas, oligoelementos, fibra y agua. Todos ellos serán protagonistas alrededor de los cuales girará cada uno de los capítulos que siguen.

¿QUÉ DIFERENCIA HAY ENTRE ALIMENTARSE Y NUTRIRSE?

Cuando hablamos de alimentación y nutrición, no estamos hablando de lo mismo. La nutrición se compone de una serie de mecanismos/procesos involuntarios que lleva a cabo el organismo para obtener los nutrientes necesarios con el fin de cubrir nuestras necesidades. Por otra parte, a través de la alimentación ingerimos unos alimentos que nos proporcionan unos determinados nutrientes pero, a diferencia de la nutrición, la alimentación sí es voluntaria (somos nosotros quienes elegimos el qué, el cuándo y el cómo).

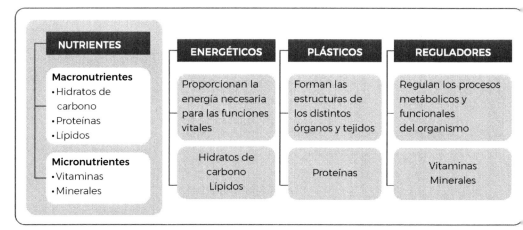

Figura 1.1 *Clasificación de los nutrientes según cantidad y función.*
Fuente: El Central de Zaragoza 12/07/2016.

¿QUÉ DIETA NOS PROPORCIONA MÁS BENEFICIOS?

Todos los estudios apuntan a la dieta mediterránea, considerada a nivel nutricional y cultural (UNESCO) como patrón alimentario.

La dieta mediterránea es saludable, equilibrada y representa un bien de valor incalculable para la salud. Globalmente, se caracteriza por la abundancia de alimentos de origen vegetal (verduras, legumbres, frutas, tubérculos, cereales y frutos secos), la ingesta de aceite de oliva como aporte graso principal, la moderación en el consumo de pescado, marisco, aves de corral, productos lácteos y huevos, a la vez que un escaso consumo de carnes rojas y alimentos procesados.

El decálogo de la dieta mediterránea es el siguiente (Guía del Ministerio de Pesca y Agricultura):

➡ Utilizar el aceite de oliva como principal grasa de adición.

➡ Consumir abundantes alimentos de origen vegetal: frutas, verduras, legumbres y frutos secos. Las verduras, hortalizas y frutas son la principal fuente de vitaminas, minerales y fibra de nuestra dieta y nos aportan, al mismo tiempo, una gran cantidad de agua. Es fundamental ingerir 5 raciones diarias de fruta y verdura.

➡ El pan y los alimentos procedentes de cereales (pasta y arroz preferentemente integrales) deberían formar parte de la alimentación diaria por su alta composición en hidratos de carbono. Hay que tener en cuenta que los productos integrales aportan más cantidad de fibra.

➡ Los alimentos poco procesados, frescos y de temporada son los más adecuados. En el caso de las frutas y verduras, lo ideal es consumirlas en su mejor momento, tanto porque aportan más nutrientes como porque su aroma y sabor son mejores.

➡ Consumir a diario productos lácteos, principalmente yogures y quesos.

➡ La carne roja se debe consumir con moderación y, si se puede, como parte de guisos y otras recetas. Se recomienda comer pequeñas cantidades y acompañada de verduras y cereales.

➡ Consumir pescado en abundancia y huevos con moderación. Se recomienda el consumo de pescado azul como mínimo 1-2 veces a la semana. Los huevos contienen proteínas de muy buena calidad; su consumo 3-4 veces por semana es una buena alternativa a la carne y al pescado.

➡ La fruta fresca debe ser el postre habitual. Los dulces y los pasteles tendrían que consumirse solo en ocasiones. Las frutas aportan color y sabor a nuestra alimentación diaria y son una buena opción a media mañana y para la merienda.

➡ El agua es la bebida más sana en la dieta mediterránea.

➡ Realizar actividad física todos los días es un requisito indispensable y complementario a una dieta equilibrada y variada.

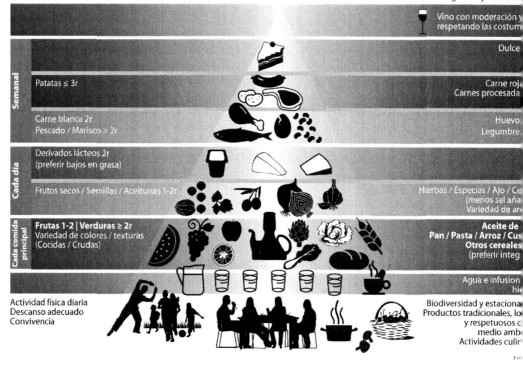

Figura 1.2 *Pirámide de la dieta mediterránea.*
Fuente: Pirámide de la Fundación Dieta Mediterránea.

¿QUÉ NUTRIENTES CONTIENEN LOS DISTINTOS ALIMENTOS?

En la tabla de la página siguiente se indica cuáles son los principales nutrientes (macro/micro) y en qué alimentos se encuentran.

NUTRIENTES	ALIMENTOS
Grasas totales	Grasas comestibles, aceites vegetales, alimentos de origen animal, semillas, frutos secos, lácteos
Grasas saturadas	Alimentos de origen animal, lácteos, algunas grasas vegetales (coco y palma)
Grasas monoinsaturadas	Aceite de oliva virgen extra
Grasas poliinsaturadas n-6	Aceites vegetales, semillas
Grasas poliinsaturadas n-3	Semillas, frutos secos, pescado azul
Ácido alfa-linoleico (ALA)	Semillas, frutos secos
Ácido eicosapentae-noico (EPA) y ácido docosahexaenoico (DHA)	Pescado azul
Colesterol	Alimentos de origen animal
Hidratos de carbono	Cereales, legumbres, frutas, verduras, frutos secos
Azúcares	Frutas y verduras
Proteínas	Carnes, pescados, huevos y legumbres
Fibra	Legumbres, verduras, frutas, frutos secos, semillas, cereales integrales

Tabla 1.1 *Fuentes alimentarias naturales de los nutrientes de la dieta mediterránea. Fuente: Arranz, LI. La dieta para el dolor (Amat Editorial).*

LA PIRÁMIDE NUTRICIONAL DE AUSTRALIA Y «EL PLATO DE HARVARD»

Si profundizamos en el tema de la alimentación y la nutrición, hallamos el modelo de la pirámide nutricional de Australia que, quizás, es el más adecuado. También podría decirse que es más preciso para disfrutar de una alimentación saludable y equilibrada. Dicha pirámide se basa en las directrices de la Australian Dietary Guidelines (2013).

Esta es una de las pocas guías nutricionales del mundo occidental que incluye en su base el grupo de verduras, frutas y hortalizas en detrimento de los cereales, así como las legumbres. Al referirse a los cereales, se prioriza el consumo del arroz integral, la quinoa y los copos de avena integral. La pirámide no incluye la ingesta de la harina, los cereales refinados y los cereales azucarados.

Por lo que respecta al «plato de Harvard», se trata de una guía desarrollada por la famosa universidad que proporciona pistas claras y sencillas para alimentarse adecuadamente. Esta guía constituye una forma visual y práctica de tener presente cuál es la distribución de los alimentos según su composición nutritiva.

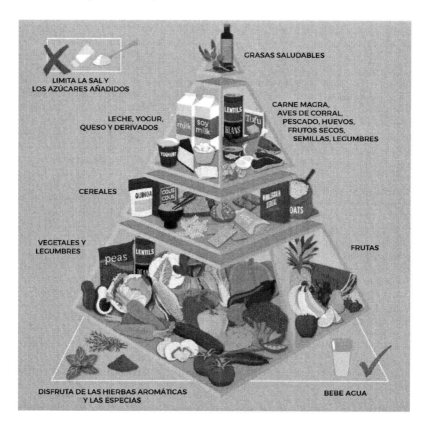

Figura 1.3 *Pirámide nutricional australiana.*
Fuente: https://nutritionaustralia.org/fact-sheets/healthy-eating-pyramid/

EL PLATO PARA COMER SALUDABLE

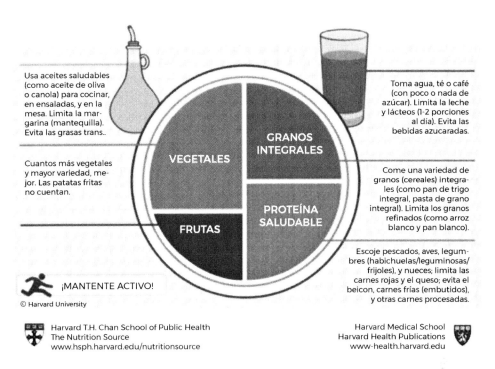

Usa aceites saludables (como aceite de oliva o canola) para cocinar, en ensaladas, y en la mesa. Limita la margarina (mantequilla). Evita las grasas trans..

Cuantos más vegetales y mayor variedad, mejor. Las patatas fritas no cuentan.

VEGETALES

GRANOS INTEGRALES

PROTEÍNA SALUDABLE

FRUTAS

¡MANTENTE ACTIVO!

© Harvard University

Toma agua, té o café (con poco o nada de azúcar). Limita la leche y lácteos (1-2 porciones al día). Evita las bebidas azucaradas.

Come una variedad de granos (cereales) integrales (como pan de trigo integral, pasta de grano integral). Limita los granos refinados (como arroz blanco y pan blanco).

Escoje pescados, aves, legumbres (habichuelas/leguminosas/frijoles), y nueces; limita las carnes rojas y el queso; evita el beicon, carnes frías (embutidos), y otras carnes procesadas.

Harvard T.H. Chan School of Public Health
The Nutrition Source
www.hsph.harvard.edu/nutritionsource

Harvard Medical School
Harvard Health Publications
www-health.harvard.edu

Figura 1.4 «*El plato de Harvard*».

Bien, ahora ya tenemos la foto de los protagonistas de esta historia, pero ¿con qué nos quedamos? Sin duda alguna, con los productos inmejorables de la dieta mediterránea que facilitan una alimentación equilibrada y variada: los vegetales, las frutas y las verduras, como indica la pirámide australiana. También nos quedamos con la proporción diaria que nos ofrece «el plato de Harvard». Ahora sí que tenemos la foto completa.

ALIMENTOS BÁSICOS DE UNA DESPENSA BIEN ORGANIZADA

De la misma forma que hemos iniciado el primer capítulo de este libro haciendo una revisión de los conceptos básicos que deberíamos tener presentes en cuanto a nutrición/alimentación, lo mismo ocurre con los productos básicos que deberíamos tener en la cocina a la hora de confeccionar las recetas que detallo al final del libro. A continuación, citaremos todos esos alimentos básicos que nunca deben faltar en una despensa bien organizada.

Partiremos de la base de que una dieta equilibrada no debe ser la misma para todo el mundo ya que nuestras necesidades son muchas y varían enormemente de persona a persona. Dependen de muchos factores, por ejemplo, la actividad física, el metabolismo, el efecto de los alimentos y de la edad de cada cual. En cualquier caso, es importante asesorarse por un nutricionista.

Frescos

Verduras, frutas, carnes (pollo, pavo, conejo, ternera, cordero), evitar las carnes rojas.

Pescados azules, los más nutritivos (salmón salvaje, sardinas, bonito, atún, boquerones, caballa), pescados blancos (merluza, dorada, lubina, rape, lenguado, bacalao).

Procesados saludables

Aceite de oliva virgen extra, grasa de coco virgen.

Derivados de la soja (miso, tofú, tempeh, yogur, bebidas…).

Encurtidos: aceitunas, pepinillos, cebolletas, etcétera. Consumir con moderación por su contenido en sal.

Verdura o legumbre tierna congelada: alcachofas, espinacas, judías verdes, guisantes, habitas…

En conserva, sin añadidos: espárragos, pimientos del piquillo, tomate al natural, atún.

Pasta integral: arroz, macarrones, espaguetis…

Legumbres envasadas: muy útiles, basta con aclararlas bien.

La verdura limpia y cortada (ensalada, espinacas, verduras variadas…) envasada en atmósfera modificada.

La fruta desecada: higos, orejones, ciruelas, pasas, frutos secos (almendras, avellanas, nueces…)

Bebidas

Consumir a diario bebidas saludables es una norma fundamental para cuidar el organismo. Hemos de vigilar la hidratación, algo que a menudo descuidamos.

El agua debe ocupar la primera posición entre las bebidas.

Como alternativas al agua, destacan los zumos naturales y las infusiones. Evitaremos, en la medida de lo posible, las bebidas azucaradas producidas por la industria alimentaria.

Los zumos de verduras y hortalizas (remolacha, zanahoria…) son muy saludables ya que nos aportan muchos beneficios, además, no contienen demasiado azúcar. Se pueden combinar verduras y hortalizas para enriquecer las propiedades nutricionales del zumo.

Los zumos de frutas naturales son muy nutritivos, ya que contienen un número elevado de vitaminas y minerales. Debemos evitar consumir productos envasados con azúcares añadidos.

Los batidos son también otra excelente manera de tomar frutas y verduras. Básicamente se trata de batir este tipo de alimentos con lácteos como leche, yogur o kéfir, aunque también se pueden combinar con una bebida vegetal (leche de avena, arroz…) u otras alternativas.

El té (verde, rojo, negro, *matcha*) destaca por sus numerosas propiedades y beneficios para el organismo. Es la bebida más consumida en el mundo después del agua.

Otras bebidas muy recomendables son: el agua de coco, el agua de limón, las infusiones de jengibre, de manzanilla, menta poleo…

Especias

La canela, la pimienta, el azafrán, el comino o el jengibre no solo dan sabor a nuestros platos, sino que también son unos excelentes sustitutos de la sal muy saludables. Además, los aceites que se extraen de ellas al cocinar conservan mejor los alimentos y eliminan los microbios. Resultan muy útiles porque son productos que se pueden conservar en casa, debido a su larga duración.

Asimismo, poseen propiedades curativas: el jengibre es un ibuprofeno natural; el ajo y la salvia, antiinflamatorios; la cúrcuma, un analgésico; el cardamomo, un antitusígeno; los clavos, antioxidantes; y otras especias, como por ejemplo la pimienta, nos ayudan a digerir los alimentos.

Salsas base

Las salsas son un elemento muy importante del plato. Hemos de evitar los productos procesados y elaborarlas con productos frescos. Las salsas más nutritivas son: el pesto (albahaca, aguacate...), el guacamole, la soja, el sésamo, la mayonesa con clara, la salsa piquillo sin nata, la de tomate, y las vinagretas (emulsión de aceite, vinagre y sal a la que podemos agregar condimentos, hierbas frescas u otros).

Acompañamientos

Resultan saludables y apetitosos. Además, se invierte poco tiempo en su preparación. Tengamos en cuenta que, si un plato lleva salsa, se recomienda cocinar la guarnición a la plancha o al horno, así evitaremos el consumo de grasas (fritos, rebozados…).

Alimentos que acompañan muy bien a nuestros platos son: los pimientos asados, los espárragos a la plancha con aliño de limón, las patatas asadas, las ensaladas y las verduras hervidas y aliñadas.

Otros

Otros productos recomendables que deben estar siempre en nuestra despensa son: el pan integral, el seitán, el cacao puro y el chocolate con más del 85% de cacao, el *tahíni* (puré de sésamo), las cremas de caca-huete o frutos secos (sin azúcares añadidos), el vinagre de manzana, la mostaza, el café, el té…

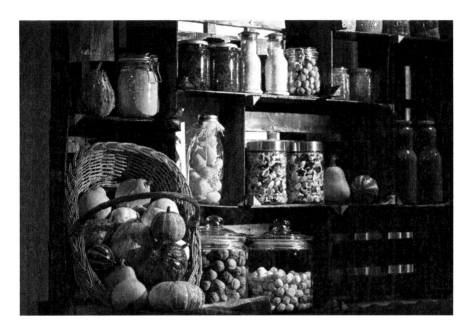

Productos básicos de una despensa bien repleta para elaborar cualquier receta.

2

REQUERIMIENTOS NUTRICIONALES Y ENERGÉTICOS DE LOS HOMBRES Y LAS MUJERES: ¿SON LOS MISMOS?

UNA DIETA ADECUADA

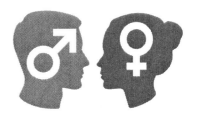

Una dieta adecuada y nutricionalmente equilibrada debe proporcionar la energía y todos los nutrientes en cantidad y calidad suficiente para cubrir las necesidades de cada individuo y conseguir un óptimo estado de salud. A partir de esta premisa, surgen las siguientes cuestiones: ¿qué alimentos debemos consumir y en qué cantidades?, ¿tienen los hombres y las mujeres los mismos requerimientos nutricionales?, en la población sana, ¿cuál debería ser la ingesta habitual? ¿qué cantidad de nutrientes asegura que no se produzca un déficit nutricional?

FACTORES FUNDAMENTALES A TENER EN CUENTA EN LA NUTRICIÓN

Para responder a las preguntas anteriores debemos considerar varios factores. En primer lugar, debemos saber que el hecho de adaptar nuestra dieta a dichos requerimientos no solo evitará la aparición de síntomas del déficit nutricional, sino que también contribuirá a mantener de forma óptima los depósitos corporales (*Normative storage requirement* FAO/WHO, 2001).

Asimismo, hay factores que marcarán las necesidades alimenticias concretas, como, por ejemplo, las características propias del individuo (edad, sexo, tamaño y composición corporal, peso, talla, situación fisiológica), y las variaciones genéticas/biológicas (fenotipos específicos para las enzimas) que hacen que existan diferentes grados de absorción y aprovechamiento de los nutrientes.

También se ha de tener en cuenta el estilo de vida, como la actividad física, el fumar o no, las hábitos alimentarios, el modelo dietético o las costumbres culinarias.

Por otra parte, se han de considerar las descripciones de las nuevas funciones de los nutrientes, sobre todo las relacionadas con las enfermedades crónicas, al igual que los efectos sinérgicos de algunos nutrientes en el mantenimiento de la salud (por ejemplo, el calcio en relación con la densidad ósea).

No podemos olvidar que determinados tratamientos térmicos pueden causar la pérdida de algunas vitaminas. Asimismo, hay alimentos que pierden algunas de sus características cuando los cocinamos, o los mantenemos expuestos a la luz.

Por último, también hay que tener en cuenta las interacciones (reacciones entre compuestos) que hacen que la absorción de minerales pueda ser o no ser posible, como es el caso del hierro orgánico y del ácido ascórbico, ya que el hecho de incluir en la dieta vitamina C hace que la absorción del hierro de origen vegetal sea mayor.

Al considerar todos estos factores, podríamos suponer de entrada que un individuo correctamente alimentado con un adecuado estado nutricional tiene suficientes reservas de nutrientes para cubrir las posibles variaciones diarias en relación con la ingesta.

Con respecto a ello, podríamos preguntarnos si las mujeres tenemos necesidades y requerimientos diferentes de los hombres. La respuesta es un rotundo **SÍ**. En cuanto al ADN, ambos sexos somos idénticos en un 99%, pero físicamente las mujeres tenemos menor porcentaje de masa muscular, y, por tanto, nuestras necesidades calóricas son menores, lo que significa que debemos comer menos, sobre todo en determinadas épocas, como la menopausia. En este sentido, desempeñan un papel fundamental la testosterona (la hormona dominante en los hombres) y los estrógenos (cuya disminución en el cuerpo femenino será la responsable de la acumulación de materia grasa y, por consiguiente, la causante de la figura de pera que nos caracteriza).

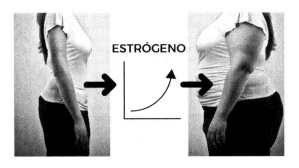

Figura 2. 1. *Cambios físicos en las mujeres que se producen como consecuencia de los cambios hormonales que se dan en la menopausia.*

Por otra parte, las mujeres tenemos un ciclo menstrual que se rige por unas fases y, según el momento en que nos encontremos, varía el requerimiento energético. Este será mayor coincidiendo con el pico más alto tras la ovulación (entre un 10-14% más). Este requerimiento superior podría ser el causante de nuestra felicidad, pero acaba no siendo así ya que, al mismo tiempo, es el causante del síndrome premenstrual. ¿Por qué? Pues porque durante este período de tiempo acostumbramos a retener líquidos y a sentirnos hinchadas, lo que se traduce en un aumento de peso.

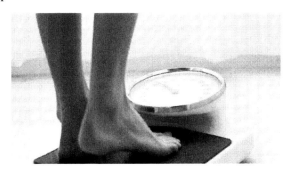

NUTRIENTES ESENCIALES

La ingesta de **proteínas** varía en función del peso. Las mujeres tenemos menor masa muscular y, en cambio, más proporción de grasa. Aumentar la ingesta de proteína nos ayudará a desarrollar los músculos al tiempo que evitamos pasar hambre e incrementamos la energía.

Si las proteínas que consumimos son de origen vegetal, hay que dar preferencia a la soja, las lentejas, las judías verdes…, y si son de origen animal mejor el pollo, las carnes magras, los pescados y los lácteos desnatados.

El grupo de los **hidratos de carbono** «**buenos**» (de absorción lenta y bajos en calorías) será una importante fuente de fibra. Las mujeres de 19-50 años necesitan un aporte de fibra de unos 25 g diarios, que se obtienen de las frutas y las verduras de hoja verde. No obstante, debemos controlar las raciones de estos alimentos para no sobrepasar los requerimientos individuales. Los hidratos de carbono «buenos» se obtienen de los cereales, cereales integrales y sus derivados, las hortalizas, las verduras de hoja ancha y las legumbres verdes.

Una diferencia fundamental entre ambos sexos viene dada por la maternidad. La alimentación antes, durante y después del embarazo ha de ser específicamente rica en determinados nutrientes, según el momento en que la mujer se encuentre durante esta etapa de la vida. Especialmente importantes son los aportes de ácido fólico, hierro, omega-3, vitamina B6, yodo, calcio y colina.

Con respecto al **hierro** (Fe), la mujer supera en requerimientos al hombre: la mujer necesita entre un 50-100% más debido a la pérdida menstrual. El déficit de este mineral conlleva fatiga, sensación de frío y palidez.

La vitamina C favorece la absorción del hierro intestinal. Alimentos que nos aseguran la aportación de hierro serían, por ejemplo, los cereales enriquecidos con fresas, la ensalada de espinacas con rodajas de naranja o bien agregar tomates a una sopa de lentejas. Otras fuentes de hierro, además de la carne, son los berberechos, las almejas, las legumbres, la levadura de cerveza o la levadura nutricional.

Por otra parte, en la alimentación femenina, la ingesta de **calcio** ha de ser superior a la masculina para mantener una óptima salud ósea (1000-1200 mg/día), y también para que se produzca una adecuada contracción muscular durante el movimiento. El calcio se obtiene sobre todo de la leche y sus derivados (kéfir, yogur, requesón o leches fermentadas). Otros alimentos de origen vegetal ricos en calcio son la soja y sus derivados, las algas, el sésamo, los higos secos, la cebolla y la levadura de cerveza. A menudo, las dietas hipocalóricas, deficientes en calcio, conducen a una reducción de la grasa corporal y de los estrógenos, lo que provoca osteoporosis. Alimentos como la sardina, el arenque o el mejillón aportan, además de calcio, minerales como el fósforo, el magnesio, el flúor y la vitamina D, todos necesarios para una mineralización correcta de los huesos.

La **hidratación** es importante para mantener el equilibrio de los fluidos durante el ejercicio y asegurar las funciones corporales. Las mujeres sufren diferentes alteraciones a lo largo del ciclo menstrual. En este aspecto, recordemos la retención de líquidos y el consecuente aumento de peso, que ya hemos comentado, debido a los cambios hormonales.

Destaquemos, asimismo, la importancia de la **actividad física**: al tener menos músculo, más grasa corporal y ser de menor tamaño, las mujeres necesitan ingerir menos calorías para mantener un peso saludable y un nivel de actividad saludable. La actividad física, regular y constante, es un aspecto muy importante de nuestra salud y favorece el control del peso, la gestión del estrés y la fuerza muscular.

Para este capítulo, hemos seleccionado unas cuantas recetas que cumplen en gran medida los requerimientos nutricionales de los que hemos hablado a lo largo del mismo. Todos estos platos y muchos más los podréis encontrar en el capítulo «Recetas», en la pág. 142.

3

¿ESTÁN BIEN ALIMENTADAS NUESTRAS ADOLESCENTES?

CARACTERÍSTICAS GENERALES DE LA NUTRICIÓN EN LA ADOLESCENCIA

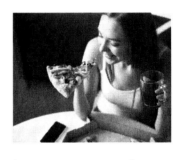

En la adolescencia, las necesidades y los requerimientos nutricionales y energéticos llegan a su máximo apogeo. El 50% del peso definitivo y el 25% de la talla adulta se alcanzan en esta etapa de la vida. Por esta razón, se incrementan las necesidades de proteínas, vitaminas (A, D, E y B9) y minerales (calcio, hierro y zinc).

En esta etapa de la vida se producen, además, cambios psicológicos importantes. Quienes tenemos hijos adolescentes sabemos que para según qué cosas son adultos, sobre todo para llevarnos la contraria, y para otras no lo son tanto, que lo saben todo, aunque, en realidad, no saben nada, que escuchan solo a sus congéneres y aquello que les interesa, que se sienten atacados con facilidad (en particular si somos las madres quienes les hacemos algún comentario), que tienen las emociones a flor de piel: lloran, se enfadan y sonríen sin control alguno. Este vaivén emocional se alarga por lo menos hasta los 19 años, según la definición que hace la OMS de adolescencia.

Sus hábitos de alimentación, además, también se ven influenciados por la gran presión que sienten por parte de la sociedad, de las redes sociales y de ese afán incontrolable de mejorar su aspecto físico.

Responderemos, ahora, a la pregunta que plantea el título de este capítulo: **las adolescentes no comen bien**, en general, nada bien. Se saltan comidas, mayoritariamente el desayuno, toman tentempiés poco saludables, con frecuencia comen fuera de casa, su patrón de alimentación es irregular y consumen comida rápida y poco saludable, que normalmente suele tener un alto contenido en calorías, ácidos grasos saturados y sodio y un bajo contenido en vitamina A, vitamina C (ácido ascórbico), calcio, hierro y fibra. Además, en los casos de elevado consumo de alcohol, se dificulta la absorción de vitaminas del grupo B y vitamina C.

Por otra parte, el culto al cuerpo provoca que un importante número de adolescentes sigan dietas inadecuadas y sin control médico. Nos referimos a dietas hipocalóricas, macrobióticas y vegetarianas estrictas. La actividad física que realizan las adolescentes es muy variable: el abanico va desde el entrenamiento de competición a la vida totalmente sedentaria.

La prueba de estos desajustes la hallamos en el estudio Enkid, realizado en la población española entre los años 1988-2000, con una muestra de 3534 individuos. En el mismo se evaluaron los hábitos alimentarios y el estado nutricional de la población infantojuvenil. Sus conclusiones confirmaron el abandono progresivo de la dieta mediterránea entre los adolescentes y el consumo cada vez mayor de alimentos procesados y comida rápida y, como consecuencia, el incremento del sobrepeso, la obesidad y de las carencias de determinadas vitaminas y minerales .

El elevado requerimiento de nutrientes específicos para esta etapa de desarrollo en la que se encuentran las adolescentes, los cambios en el estilo de vida que sufren y los nuevos hábitos dietéticos que adoptan hacen que la adolescencia sea una etapa de alto riesgo nutricional. No olvidemos nunca que de una nutrición adecuada depende, en gran medida, un desarrollo óptimo y una vida adulta sin problemas de salud.

Las irregularidades en el patrón de comidas, el consumo de alcohol y los trastornos de la conducta alimentaria (TCA) son los problemas nutricionales principales de nuestras adolescentes.

Requerimientos energéticos de las adolescentes

En la tabla siguiente se exponen las necesidades energéticas por grupo de edad y sexo.

	10-13 años	14-18 años
Chicos	2280 kilocalorías	3150 kilocalorías
Chicas	2070 kilocalorías	2370 kilocalorías

Tabla 3.1. *Necesidades energéticas según sexo y edad.*
Fuente: Vitoria I. *et al.* «La nutrición del adolescente». Revista de Formación Continuada de la Sociedad Española de Medicina de la Adolescencia (SEMA). *2016 (4)3:6-18.*

RECOMENDACIONES PRÁCTICAS

➡ Conseguir un crecimiento adecuado, evitando los déficits nutricionales y consolidando los hábitos correctos de alimentación.

➡ Asegurar un aporte calórico suficiente según la edad biológica y la actividad física.

➡ La distribución calórica correcta de los alimentos ingeridos sería: 10-15% en proteínas, 50-60% en hidratos de carbono y menos del 35% en grasas.

➡ Reducir la ingesta de ácidos grasos saturados a menos del 8% del total de calorías y la del colesterol a menos de 200 mg/día. Para ello, se debe incrementar el consumo de pescado, pollo sin piel, carne magra, legumbres, frutas, hortalizas y verdura.

➡ El valor calórico total recomendado a lo largo del día se repartiría así: desayuno, 25%; comida, 30%; merienda, 15-20%; y cena, 25-30%.

➧ Se recomienda un aporte moderado de proteínas. Estas deben proceder de fuentes animales y vegetales, y se ha de potenciar el consumo de cereales y legumbres. Asimismo, se aconseja evitar la grasa visible de las carnes y el exceso de embutidos. Por el contrario, se debe aumentar la ingesta de pescados ricos en grasa poliinsaturada, pollo y reducir el consumo de carne roja.

➧ Consumir hidratos de carbono, preferiblemente en forma compleja, contenidos en los cereales integrales, pan integral, arroz integral, legumbres, algunas hortalizas y frutas. Este nutriente debe aportar más del 55% del total de las calorías, y con ello nos aseguraremos también un aporte de fibra correcto. Se debe evitar el consumo de hidratos de carbono simples (los de rápida absorción): los azúcares o edulcorantes como la miel, el sirope de maíz, el azúcar de mesa, la sacarosa, los cereales como el trigo, el arroz, la harina de trigo, los alimentos a base de harina refinada como las galletas, el pan, las rosquillas, las tortas, la pasta.

➧ Potenciar el uso de aceite de oliva virgen extra.

➧ Restringir los productos de bollería industrial.

➧ Fomentar el consumo de agua frente al de refrescos y zumos.

➧ La dieta debe ser variada en vitaminas liposolubles (hortalizas y verduras de hoja verde, aceites vegetales como el de coco), e hidrosolubles (verduras, hortalizas, frutas, cereales no refinados, carnes, lácteos y frutos secos).

➧ Limitar el consumo de sal añadida.

➧ No ingerir alcohol.

➧ Evitar el picoteo no nutricional.

➧ Asegurar la ingesta de los alimentos que contienen los nutrientes fundamentales de los que no se puede prescindir en este grupo de edad:
  • Calcio (leche y derivados, sésamo, chía, pescado azul, especias, bokchoi, judías verdes).
  • Folatos (hortalizas de hojas verdes, frutas cítricas y frijoles).
  • Fibra (frutas y verduras).
  • Vitamina C (frutas cítricas).

- Vitamina D. Los pescados grasos, como la trucha, el salmón, el atún y la caballa, así como los aceites de hígado de pescado, se encuentran entre las mejores fuentes naturales de vitamina D. El hígado de ganado vacuno, el queso y la yema de huevo contienen cantidades pequeñas de vitamina D. Las setas también aportan algo de vitamina D.
- Ácidos grasos poliinsaturados (nueces, semillas de girasol, las semillas o el aceite de linaza, pescados como el salmón, la caballa, el arenque, el atún blanco y la trucha, aceite de maíz…).
- Hierro (mariscos, espinacas, carne de hígado y otros órganos, legumbres, carne roja, semillas de calabaza, quinoa, pavo).

➡ Promover la actividad física durante toda la semana.

TRASTORNOS DE LA CONDUCTA ALIMENTARIA (TCA)

Añadiremos ahora un apunte sobre los TCA. Los más habituales son la **anorexia nerviosa** (que se diagnostica en la adolescencia temprana media, con un considerable aumento de incidencia entre mujeres de 15-19 años) y la **bulimia** (que se desarrolla más en la adolescencia tardía).

La mayoría de los TCA se presentan en mujeres adolescentes, aunque últimamente ha aumentado su diagnóstico entre los hombres. La proporción entre sexos que muestran diferentes estudios oscilan entre 3/1 y 18/1 a favor de las mujeres. Las recaídas son frecuentes (la anorexia, un 31% a los 2 años y la bulimia, un 21-55% a lo largo de los 19 meses siguientes al alta) y también los casos de jóvenes que transitan entre ambos trastornos.

Existen otros TCA no tan comunes como la **vigorexia** (obsesión por ganar fuerza muscular), la **ortorexia** (obsesión por controlar la calidad de los alimentos que se consumen), la **drunkorexia** (combinación de alcoholismo y anorexia, donde las personas afectadas deciden comer muy poco para ingerir alcohol sin que les suponga un aumento de peso) y la **polifagia** (necesidad imperiosa de comer).

Por otro lado, las dietas no convencionales también constituyen un problema para esta etapa de la vida de la mujer: la dieta vegetariana, la macrobiótica, las dietas adelgazantes... Todas ellas pueden generar un déficit de nutrientes y, en cuanto a la dieta vegetariana, menor contenido calórico, menor aporte de proteínas de alto valor biológico y de vitaminas B12 y D. La dieta macrobiótica puede influir en el crecimiento y causar anemia ferropénica, amenorrea o retraso de la regla y en la maduración ósea.

IMPORTANCIA DE LOS MINERALES Y LAS VITAMINAS

En esta etapa de la vida también se debe prestar especial atención a los requerimientos nutritivos de minerales como el calcio, el hierro y el zinc. La aportación suficiente de hierro contribuye a conseguir un adecuado índice de masa corporal y el nivel de hemoglobina más alto. El zinc es esencial para el crecimiento y la maduración sexual. La absorción del calcio está aumentada hasta valores del 75% del total de calcio ingerido. Por otro lado, se requiere un balance de calcio positivo para alcanzar el pico máximo de masa ósea.

En la tabla siguiente se detallan las necesidades básicas diarias de minerales.

Edad (años)	Calcio (mg)	Hierro (mg)	Vitamina A (μg, microgramos)	Vitamina D (UI, unidades internacionales)	Vitamina E (mg)	Vitamina C (mg)	Folatos (μg)
9-13	1300	8	600	600	11	45	300
14-18	1300	11-15	900	600	15	75	400

Tabla 3.2. *Ingestas alimentarias de referencia (DRI) de minerales y vitaminas con riesgo de ingesta inadecuada en adolescentes.*
Fuente: Adolescere. (2016). Revista de Formación Continuada de la Sociedad Española de Medicina de la Adolescencia. 4(3): 16. Volumen IV. Septiembre.13. pp: 16.

Con una dieta equilibrada completa y variada podemos asegurar que se cubran los déficits de macro y micronutrientes, oligoelementos, vitaminas y minerales de los adolescentes. Pero hemos de tener claro que, por lo general, los adolescentes no tienen déficits nutricionales, sino que sufren desajustes alimentarios que pueden derivar en algunas ocasiones en sobrepeso y trastornos de la conducta alimentaria. Por esta razón es fundamental que los y las adolescentes adquieran buenos hábitos y patrones de conducta alimentaria adecuados.

4

NUTRICIÓN E INFLAMACIÓN

ENDOMETRIOSIS, SÍNDROME PREMENSTRUAL, SÍNDROME DE OVARIO POLIQUÍSTICO, TRATAMIENTOS DE REPRODUCCIÓN ASISTIDA Y FERTILIDAD, FIBROMIALGIA

La **inflamación** (del latín *inflammatio*: 'encender', 'hacer fuego') es la forma en que se manifiestan numerosas enfermedades. Se trata de una respuesta inespecífica frente a las agresiones del medio generada por los agentes inflamatorios.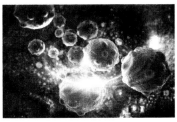

La respuesta inflamatoria ocurre solo en tejidos conectivos vascularizados y surge con el fin de aislar y destruir al agente dañino, así como de reparar el tejido u órgano dañado. Se considera, por tanto, un mecanismo de inmunidad innata, estereotipado, en contraste con la reacción inmune adaptativa, específica para cada tipo de agente infeccioso.

El sistema inmunológico innato está formado por defensas contra las infecciones que se activan inmediatamente una vez que se produce el ataque del patógeno. La inflamación, por tanto, es un buen ejemplo de ello.

Ahora que ya sabemos qué es un proceso inflamatorio, hay que diferenciar los agudos de los crónicos. La inflamación aguda es la respuesta inmediata e innata del cuerpo ante un agente/agresor hasta la solución del ataque. En algunos casos, esta agresión se perpetúa en el tiempo y se convierte en crónica. Esto es lo que sucede en el síndrome premenstrual, el síndrome del ovario poliquístico (SOP), la endometriosis, el estrés oxidativo y el envejecimiento.

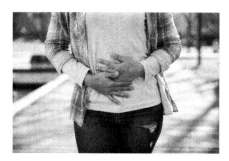

Hemos de aclarar que la alimentación puede ser de ayuda, pero no la solución a estos procesos. No existe evidencia científica al respecto, pero sí sabemos que determinados nutrientes pueden ser los «caballeros de la cruzada», de manera que la batalla sea más liviana. Es decir, empleemos el conocimiento que tenemos de los nutrientes para hacer una buena prevención y una inversión de futuro. No olvidemos que cuanto mayor es el nivel de inflamación crónica, más estrés oxidativo se produce, lo que supone un mayor deterioro del organismo y, en consecuencia, una menor calidad de vida y un mayor riesgo de sufrir enfermedades metabólicas, cardiovasculares y diabetes.

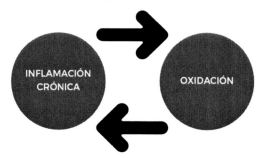

Figura 4.1 *Relación mutua entre el estrés oxidativo y la inflamación. Fuente: Arranz, L.I.* La dieta para el dolor. *Ed. Amat, p. 81.*

Los estudios y las revisiones constantes relativas a nutrientes y dietas nos explican que, por ejemplo, la dieta hipocalórica y su respectiva restricción energética se asocian a la disminución de los niveles de marcadores de inflamación. Asimismo, la pérdida de peso conlleva una merma del tejido adiposo que se traduce, a su vez, en una menor señal inflamatoria. La dieta mediterránea también tiene un efecto antiinflamatorio.

Si consideramos los alimentos con características antiinflamatorias por grupos obtenemos la información respecto al beneficio que supone el hecho de incluirlos en la ingesta habitual, según la bibliografía y evidencia científica que hay al respecto. En la tabla que sigue encontramos un resumen:

ALIMENTO	BENEFICIO ANTIINFLAMATORIO
Cereales integrales	Sí
Frutas y verduras	Sí
Nueces	No concluyente
Pescados	No está claro
Soja	No
Té	No hay un efecto claro
Café	No concluyente
Chocolate	Sí
Alcohol	No es concluyente
Ácidos grasos	Sí

Tabla 4.1 *Relación alimento vs. beneficio de consumo.*
Fuente: Anuales Venezolanos Nutrición. *(2014), 27(1):47-56.*

Si agrupamos por macro/micronutrientes:

MACRO/MICRO NUTRIENTES	BENEFICIO/DESVENTAJA ANTIINFLAMATORIO
Ácidos grasos saturados (AGS)	Proinflamatorios
Ácidos grasos trans	Proinflamatorios
Ácido linoleico conjugado	No es inflamatorio
Ácido linoleico y linolénico	No son inflamatorios
Ácido araquidónico	Proinflamatorio
Ácidos EPA y DHA	Reducen la inflamación
Proteínas	No es concluyente
Hidratos de carbono	Proinflamatorios
Fibra	Reduce la inflamación
Hierro	La deficiencia y el exceso pueden afectar a la respuesta inflamatoria
Vitamina D	Existe poca evidencia de su efecto antiinflamatorio
Antioxidantes	Efecto reductor de los marcadores de inflamación
Flavonoides	Efecto antiinflamatorio no concluyente
Fitoestrógenos	No ofrecen un beneficio antiinflamatorio
Prebióticos	No hay suficiente evidencia, aunque es cierto que se les reconoce en gran medida un efecto positivo en la dieta antiinflamatoria

Tabla 4.2 *Relación macro/micronutriente vs. efecto pro/anti inflamatorio.*
Fuente: AnualesVenezolanos Nutrición *(2014), 27(1):47-56.*

Sabemos que en la sociedad actual se mantienen hábitos nada saludables (fumar, vida sedentaria, drogas, alcohol y el estrés con el que vivimos todos los días). La combinación de todo ello desencadena los procesos inflamatorios crónicos que comentábamos al principio de este capítulo. Estos generan una producción constante de radicales libres que podrían considerarse los desechos de estos procesos. Los radicales libres descontrolados y generados por los procesos inflamatorios necesitan la acción de los antioxidantes para reparar los daños.

Si queremos evitar que se produzcan todos estos procesos en nuestro organismo, debemos intentar:

➡ Llevar una vida sana.

➡ Seguir una dieta libre de grasas saturadas y ácidos grasos trans.

➡ Realizar ejercicio físico a diario.

➡ Evitar el sobrepeso.

Los hábitos alimenticios saludables proporcionan una gran cantidad de vitaminas, minerales, ácidos grasos esenciales, fibra dietética y antioxidantes. Así se previene y reduce la inflamación, se obtiene una mejor calidad de vida, y se disminuye el riesgo de padecer enfermedades como la diabetes, la obesidad e incluso el cáncer. Asimismo, se reducen los niveles de colesterol, triglicéridos y glucosa en sangre, y aumentan los niveles de histamina y la proteína C reactiva.

Paralelamente, se produce un incremento de energía y una disminución de la ansiedad, que en ocasiones aumenta por la ingesta elevada de alimentos ultraprocesados y ricos en azúcar y en grasas saturadas. La adecuada alimentación nos proporciona, sin lugar a duda, el bienestar físico y mental que bien vale el esfuerzo.

LAS CLAVES DE LA DIETA ANTIINFLAMATORIA

➡ La **variedad** es fundamental en la alimentación. Se recomienda la ingesta de alimentos enteros, frescos, de proximidad y de temporada, con variedad de verduras, frutas y setas, en definitiva, diversidad de colores.

➡ Comer, con cierta frecuencia, **crucíferas** (col, brócoli).

➡ Los frutos rojos (fresas, arándanos, frambuesas, moras…) destacan por su alto contenido en agua, fibra y vitamina C, y nos proporcionan una gran cantidad de antioxidantes.

➡ El licopeno del **tomate** es un pigmento natural, un antioxidante que parece tener capacidad antiinflamatoria útil en determinados tipos de cáncer. Las **uvas** y el resveratrol que contienen (responsable de su color liliáceo) mejoran los marcadores de inflamación, al igual que las cerezas.

➡ Se recomienda tomar **probióticos** de vez en cuando ya que son bacterias buenas y levaduras que viven en nuestro organismo y generan efectos positivos para el equilibrio de la microbiota. Se pueden tomar en forma de suplementos o en alimentos como el kéfir, los productos fermentados y de soja.

➡ Introducir **ácidos grasos omega**-3 en la dieta, bien sea en forma de suplementos o consumiendo alimentos con un alto contenido en estos ácidos como las semillas de chía o lino, el salmón, las algas marinas, el aceite de oliva, el aguacate, los frutos secos y el pescado azul (sardinas, boquerón...). Evitar o eliminar las grasas no saludables y los alimentos procesados.

➡ Las **infusiones** (té verde, té rooibos o té matcha con bebida de avena) contienen una gran cantidad de antioxidantes y un gran poder antiinflamatorio.

➡ **Evitar los productos refinados** (harina, azúcar, pasta), el exceso de lácteos, los alimentos procesados, los refrescos, la carne roja y los embutidos. Consumir habitualmente **cereales integrales**.

➡ Hacer de la **dieta mediterránea** un hábito: alimentos enteros, frescos, de temporada y proximidad.

➡ Incorporar a las recetas **hierbas** y **especias** como el tomillo, el romero, la cúrcuma (combinada con pimienta negra), el orégano y el jengibre.

➡ Incluir en la ingesta diaria **semillas oleaginosas** y **frutos secos** (chía, sésamo, pepitas de calabaza...).

➡ Practicar **ejercicio físico** cada día, combinando los ejercicios de fuerza y resistencia con el entrenamiento cardiovascular.

➡ Reducir el estrés.

➡ En casos concretos se recomienda evitar el **gluten** (que contienen ciertos productos de panadería como el trigo, el centeno y la cebada), las harinas, las legumbres, la lactosa, la leche y sus derivados de origen animal. Estas recomendaciones más estrictas se dirigen sobre todo a las mujeres con endometriosis y síndrome de ovario poliquístico (SOP). No existe evidencia científica alguna que justifique descartar de la dieta dichos alimentos, pero hay pacientes que refieren cierto alivio en síntomas como la inflamación y el dolor, y una mejor digestión si evitan consumirlos.

En la siguiente tabla se enumeran algunos alimentos que poseen características antiinflamatorias.

Omega-3	¿Qué alimentos lo contienen?	Pescados de agua fría (salmón salvaje, sardinas, truchas, anchoas, boquerones)
Piña	¿Qué beneficios ofrece?	Contiene la enzima bromelina, que disminuye la inflamación y mejora la digestión
Frutas y verduras	¿Cómo han de ser?	De todos los colores, así se obtienen antioxidantes. Verduras de hoja verde: berros, lechuga, espinacas, acelgas, brócoli, coles
Ajo, jengibre, canela, cebolla y cúrcuma	¿Qué beneficios ofrecen?	Retrasan el envejecimiento y disminuyen la inflamación intestinal
Semillas y nueces	¿Dónde se encuentran?	Lino, chía, girasol, pepitas almendras crudas, nueces. Ricas en calcio, omega-3 y fibra
Aceitunas	¿Qué aportan?	Vitamina E, antioxidantes
Bayas	¿Dónde se encuentran?	Fresas, frambuesas, arándanos, cerezas (ricos en antioxidantes)

Tabla 4.3. *Relación de alimentos que combaten la inflamación.*

Una buena manera de combinar estos alimentos es preparar zumos, batidos y bebidas vegetales.

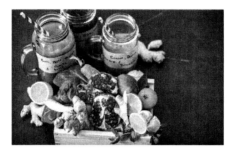

LA ALIMENTACIÓN Y LA ENDOMETRIOSIS

La endometriosis tiene una elevada incidencia en la población femenina y es una de las principales causas de la esterilidad: entre el 30-50% de las pacientes que la sufren son infértiles. Es un trastorno a menudo doloroso en el cual el tejido similar al que normalmente recubre el interior del útero (el endometrio) crece fuera del útero.

En el desarrollo de la endometriosis intervienen los estrógenos y las prostaglandinas 1, 2 y 3. Las responsables del dolor durante la menstruación son las prostaglandinas de serie 2, mientras que las de serie 1 y 3 son las encargadas justamente de lo contrario: la función antiinflamatoria.

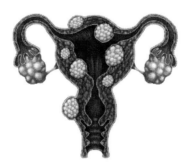

Figura 4.2 *Endometriosis.*
Fuente: https://www.mayoclinic.org/es-es/diseases-conditions/endometriosis/symptoms-causes/syc-20354656.

Para combatir los síntomas de la endometriosis es importante inhibir las prostaglandinas 2, que serían «las malas», y aumentar las prostaglandinas 1 y 3. Asimismo, se ha de controlar el nivel de estrógenos, ya que su aumento produce un crecimiento del endometrio fuera del útero. Además, los estrógenos actúan en el metabolismo de las grasas y, por ello, se debe evitar el consumo excesivo de alimentos que los contengan (garbanzos, frutos secos, lino, sésamo, frijoles, brotes de alfalfa, frijoles de soja) o que estimulen la producción de esta hormona.

Alimentos que ayudan a controlar el nivel de estrógenos

Alimentos ricos en fibra: arroz, cereales, legumbres, salvado de centeno, de arroz o de avena (evitar el trigo). La fibra facilita el buen funcionamiento del tránsito intestinal.

Alimentos que contienen fitoestrógenos: ajo, apio, arroz integral, avellana, avena, bayas, ciruelas, crucíferas, hinojo, legumbres, manzanas, nuez de coco, ñame, remolacha, semillas de lino y de sésamo, té de lapacho, zanahorias. Los fitoestrógenos son sustancias parecidas a los estrógenos, pero de origen vegetal y, por tanto, la respuesta de los receptores es diferente y mucho menos intensa.

Los derivados de la soja requieren mención aparte, ya que su nivel de fitoestrógenos es elevado y, en consecuencia, en lugar de actuar en contra de los estrógenos, funcionan como tales debido a su elevada concentración. Así que es mejor prescindir de ellos.

Alimentos que favorecen la salud de la flora intestinal, ya que de ella depende la absorción de los fitoestrógenos. La flora intestinal contiene un elevado número de bifidobacterias beneficiosas que contribuyen a la expulsión de los estrógenos y, por ello, se debe incluir en la dieta alimentos como el yogur natural, el kéfir, la kombucha, el chucrut y cualquier fermentado que aporte bacterias beneficiosas a la flora intestinal.

En contraposición, en el intestino también se desarrolla un grupo de levaduras (*Candida albicans*). El desequilibrio de esta población provoca un aumento de ellas, pero, a diferencia de las bifidobacterias, estas levaduras no aportan beneficio alguno. La forma de combatirlas es evitando el azúcar, alimento que incrementa su superpoblación.

Alimentos que favorecen la formación de prostaglandinas «buenas» como los ricos en ácidos grasos omega-3. Estos alimentos tienen acción antinflamatoria, bloquean la formación de las prostaglandinas de serie 2 y favorecen la formación de las de serie 3. En este grupo se incluyen los ácidos eicosapentaenoico (EPA), alfa-linolénico (ALA) y docosahexaenoico (DHA).

Por tanto, se aconseja incluir en la dieta:

➡ Alimentos que contienen el ALA: aceite de lino, colza y nuez. Son muy perecederos, por lo que se recomienda comprar envases pequeños y no exponerlos a la luz. Así se evita que se pongan rancios.

➡ Alimentos que contienen el DHA y el EPA: pescado marino graso, salmón salvaje, anchoas, arenques, sardinas, bacalao, caballa, bonito. Conviene evitar el pescado de piscifactoría, ya que el contenido de omega-3 depende del tipo de alimentación. Evidentemente, la forma en que se alimentan los pescados de piscifactoría difiere mucho de la que se obtiene en el medio natural (algas, plancton, otras especies), lo cual asegura el contenido en ácidos grasos.

Alimentos que se deben evitar

En este grupo se incluyen los alimentos causantes de inflamación constante en el organismo.

Alimentos que contienen ácidos grasos precursores de las prostaglandinas. Todos aquellos que contienen ácido araquidónico y linoleico: aceite de girasol y maíz, atún rojo, carnes rojas, leche entera y condensada, manteca de cerdo, mantequilla, nata, embutidos, queso (excepto el fresco y el quark), yema de huevo.

Alimentos ricos en azúcar y otros hidratos de carbono, refinados o simples. El azúcar favorece la segregación de la insulina que depende directamente de los estrógenos. A estos últimos hay que mantenerlos a raya, ya que son productores de prostaglandinas de serie 2 («las malas»).

Alimentos ricos en cafeína. Aumentan el nivel de insulina y de estrógenos en sangre. Igualmente, se debe evitar consumir el té negro, el verde, las bebidas de cola y las energéticas.

Alimentos que contengan trigo. Aunque no se conoce el motivo exacto, es evidente que hay mujeres que al eliminar el trigo de su ingesta refieren una mejoría en su sintomatología. Parece ser que existe una relación entre la celiaquía (alergia al gluten) y la endometriosis (la incidencia de celiaquía es mayor en mujeres con endometriosis que en la población en general). Por tanto, evitar el gluten es una opción, aunque es una medida que resulta muy complicada, ya que el gluten es un ingrediente común de muchos productos procesados.

Alimentos que contengan histamina o que promuevan su liberación. La histamina es una sustancia que segrega el organismo. Los receptores de la histamina que se hallan en el útero provocan la contracción del mismo ante concentraciones altas de la misma y, en consecuencia, dolor.

Controlar los niveles de histamina que produce el organismo no es una tarea fácil, pero sí se puede reducir el consumo de alimentos que la contienen como, por ejemplo: bebidas alcohólicas, berenjenas, jamón serrano, marisco, mostaza, pepinillos, encurtidos en general, pescado ahumado, pescado seco, boquerones en vinagre, atún (el pescado fresco no contiene histamina), queso curado (cuanto más curado, más histamina), salami, té negro, tomates, vinagre balsámico y vinagre de vino.

Como conclusión, es necesario mantener una dieta equilibrada. Como es evidente que no todo el mundo reacciona de la misma forma a los mismos alimentos, se ha de ir probando, hacer variaciones y ver qué es lo que verdaderamente sienta bien o mal. Cada una de nosotras tiene su fórmula personal. En definitiva, de lo que se trata es de conseguir una mejoría en la calidad de vida.

Y no debemos desesperar, porque los cambios en la alimentación no tienen un efecto inmediato, y por ello, debemos ser constantes.

LA ALIMENTACIÓN Y EL SÍNDROME PREMENSTRUAL (SPM)

La sensación de hinchazón, el dolor de cabeza, la irritabilidad o la mayor sensibilidad en los pechos son algunos de los síntomas propios del **síndrome premenstrual (SPM)**. Aunque no se ha identificado su causa exacta, se sabe que este síndrome está relacionado con los cambios hormonales que se producen antes de la menstruación. Si no te afecta, ¡tienes suerte!, pero si eres de las que lo sufren, ¡no te resignes!, ya que existe una serie de nutrientes esenciales que puedes incluir en tu dieta para aliviar las molestias. Además, estos nutrientes harán que te sientas con más energía y buen humor.

Nutrientes que disminuyen los síntomas del síndrome premenstrual

Hidratos de carbono de absorción lenta. Aportan energía de forma gradual, por eso sacian más y contribuyen al control de los niveles de azúcar en sangre. Además, actúan directamente sobre los niveles de serotonina, un neurotransmisor que influye en el estado de ánimo y que produce sensación de bienestar. Están presentes en: cereales integrales, legumbres, hortalizas, frutos secos y semillas.

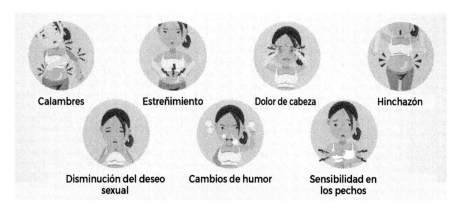

Figura 4.3 *Los diversos síntomas con los que cursa el síndrome premenstrual. Fuente: https://atmedicaintegral.wixsite.com/atmim/post/design-a-stunning-blog.*

Vitaminas del grupo B. Desempeñan una función esencial en el funcionamiento del sistema nervioso, en concreto, la vitamina B6 ayuda a eliminar el exceso de líquidos, aumenta los niveles de serotonina y evita desórdenes como la debilidad muscular y la somnolencia. Son buenas fuentes de vitamina B: plátanos y bananas, frutos secos, verduras de hoja verde y cereales integrales, como la avena.

Ácidos grasos omega-3. Los ácidos grasos poliinsaturados tienen una acción antiinflamatoria. Se hallan en el pescado azul (2-3 raciones a la semana es suficiente) y frutos secos (30 g/día de nueces o almendras), mejor sin sal y crudos.

Vitamina E. Reduce la producción de las prostaglandinas, una sustancia similar a las hormonas que provoca cólicos y sensibilidad en los senos. Está presente en el aceite de oliva virgen, las hortalizas de hoja verde y el aguacate.

Triptófano. Interviene en la síntesis de la serotonina. Se halla en los lácteos, los huevos, la carne, el pescado, las legumbres y las nueces.

Potasio. Posee un efecto regulador sobre el sistema nervioso y muscular. Son ricos en potasio los dátiles, la piña y los plátanos, que también favorecen un nivel alto de serotonina, y aportan azúcares de absorción lenta y fibra. Otras fuentes de potasio son: lechuga, tomate, patatas y verduras.

Magnesio. Reduce la retención de líquidos, la sensibilidad en los senos y la sensación de hinchazón. Presente en: germen de trigo, verduras de hoja verde, frutas, nueces, legumbres, soja y arroz.

Hierro. Durante la menstruación se produce una pérdida de sangre y, como consecuencia, disminuyen los niveles de hierro en el organismo, así que se recomienda consumir alimentos ricos en este mineral: remolacha, legumbres, sardinas y almendras.

Vitamina C. Favorece la absorción del hierro. Está presente en: kiwis, naranjas, coles de Bruselas, limas, pomelos, pimientos y tomates.

Hábitos saludables que alivian los síntomas

Reducir el consumo de carne roja, proteínas animales, grasas saturadas y alimentos grasos. Estos alimentos aumentan los niveles de estrógenos, que favorecen la aparición de las principales molestias del SPM. También es aconsejable evitar la leche entera, los lácteos grasos y los quesos curados.

Reducir al máximo la ingesta de azúcares refinados y de alimentos procesados. Opta por alternativas más nutritivas y saludables, como los dátiles, los higos, la fruta fresca y los cereales integrales, que sacian, disminuyen la ansiedad, estabilizan los niveles de azúcar en sangre y ayudan a prevenir el dolor de cabeza, el cansancio y las palpitaciones.

Fibra. Incluye en tu dieta una buena dosis de frutas y verduras.

Agua. Ayuda a eliminar los desechos y contribuye al equilibrio de todo el organismo.

Reducción del consumo de sal. Así se evita la retención de líquidos. Olvídate de: embutidos, aperitivos fritos tipo *snacks* y encurtidos.

Plantas diuréticas y antiinflamatorias. Son muy saludables las infusiones de diente de león, cola de caballo y salvia. El jengibre contribuye a reducir las náuseas, el dolor y la inflamación.

Evitar el alcohol y moderar el consumo de café. El alcohol produce más irritabilidad y ansiedad. Por otra parte, el café suave se puede tomar, pero sin abusar puesto que empeora los síntomas del SPM.

Hacer ejercicio. Favorece la liberación de endorfinas naturales que disminuyen la ansiedad, el dolor, la inflamación y la retención de líquidos. Además, te sentirás más positiva y animada.

LA ALIMENTACIÓN Y EL SÍNDROME DE OVARIO POLIQUÍSTICO (SOP)

Actualmente, entre el 5 y el 18% de las mujeres en edad reproductiva sufren el síndrome de ovario poliquístico (SOP). Diversos estudios llevados a cabo por los National Institutes of Health (NIH) y el Consenso de

Rotterdam concluyeron que para diagnosticar dicho síndrome debían confluir determinadas características: la disfunción del ciclo menstrual, el hiperandrogenismo clínico o bioquímico (vello en diferentes partes del cuerpo, granos y/o alopecia) y los criterios ecográficos de un determinado patrón ovárico.

El SOP es una patología que conlleva muchos síntomas asociados como: resistencia a la insulina, sobrepeso, alteración en el ciclo menstrual y síndrome premenstrual acusado.

No está claro qué origina dicho síndrome ni cuál es el desencadenante, pero sí hay consenso a la hora de considerarlo un proceso multifactorial, es decir, en él confluyen diversos factores como el estrés, el sedentarismo, las emociones o la alimentación. Todos ellos pueden influir de forma positiva o bien negativa.

La alimentación de las mujeres con SOP se tendría que basar en el índice glucémico (IG) de los alimentos y no en las kilocalorías que contienen. En la tabla de la página siguiente se puede observar cómo se clasifican los alimentos atendiendo al índice glucémico: alto, medio y bajo. Como medida de salud en general, es importante consumir preferentemente alimentos que mantengan durante más tiempo el nivel de glucosa estable en sangre y evitar los picos de azúcar.

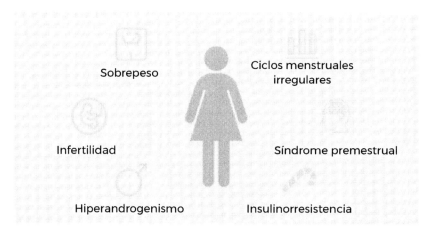

Figura 4.4 *Signos y síntomas del síndrome del ovario poliquístico (SOP).*
Fuente: https://www.centrojuliafarre.es/dietas/dieta-sop. foto

Carga glucémica (CG)	Valor	Características de los alimentos
ALTA	De 55 a 100	Son rápidamente absorbidos y pasan como glucosa a la sangre
MEDIA	De 40 a 55	El organismo los absorbe de forma más lenta
BAJA	De 0 a 40	El cuerpo los transforma en glucosa de forma sostenida sin picos de insulina

Tabla 4.4. *Clasificación de los alimentos según el valor del índice glucémico.*

En la alimentación de la mujer con SOP, el principal objetivo es controlar los niveles de insulina y su constante aumento circulante. La insulina es la responsable de la acumulación de calorías, de la constante necesidad de ingerir alimentos ricos en azúcares (hidratos de carbono), y del aumento de la sensación de hambre y la consecuente ansiedad. También afecta a nivel emocional; el estado anímico de estas pacientes a menudo es delicado.

Así pues, las pacientes con SOP deberían ingerir **alimentos con una carga glucémica baja**. La carga glucémica (CG) de los alimentos se refiere al contenido de los hidratos de carbono de un alimento por cada 100 g del mismo. El concepto de CG es más reciente, pero mucho más útil que el del IG (índice glucémico). Por ejemplo, la sandía tiene un IG alto, no obstante, si se come solo un trozo, se ingiere poca cantidad de hidratos de carbono, lo que lo convierte en un alimento de CG baja.

Según esto, en el caso de los **hidratos de carbono**, se recomienda sustituir las harinas refinadas por las integrales, evitar los alimentos ricos en azúcar e incluir las leguminosas y los vegetales poco harinosos.

Hay que ingerir **proteínas** bajas en grasas. La proteína ayuda a controlar el nivel de insulina y glucosa en sangre. Además, su ingesta produce saciedad. Alimentos con proteínas bajas en grasas serían los huevos, el pescado y las carnes blancas (pollo, pavo y conejo).

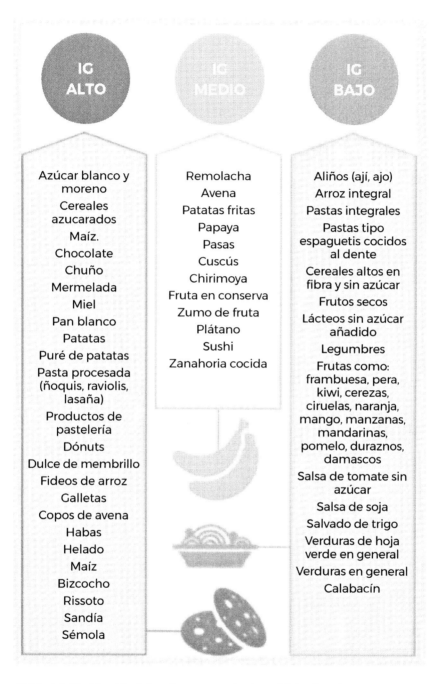

IG ALTO	IG MEDIO	IG BAJO
Azúcar blanco y moreno	Remolacha	Aliños (ají, ajo)
Cereales azucarados	Avena	Arroz integral
Maíz.	Patatas fritas	Pastas integrales
Chocolate	Papaya	Pastas tipo espaguetis cocidos al dente
Chuño	Pasas	Cereales altos en fibra y sin azúcar
Mermelada	Cuscús	Frutos secos
Miel	Chirimoya	Lácteos sin azúcar añadido
Pan blanco	Fruta en conserva	Legumbres
Patatas	Zumo de fruta	Frutas como: frambuesa, pera, kiwi, cerezas, ciruelas, naranja, mango, manzanas, mandarinas, pomelo, duraznos, damascos
Puré de patatas	Plátano	Salsa de tomate sin azúcar
Pasta procesada (ñoquis, raviolis, lasaña)	Sushi	Salsa de soja
Productos de pastelería	Zanahoria cocida	Salvado de trigo
Dónuts		Verduras de hoja verde en general
Dulce de membrillo		Verduras en general
Fideos de arroz		Calabacín
Galletas		
Copos de avena		
Habas		
Helado		
Maíz		
Bizcocho		
Rissoto		
Sandía		
Sémola		

Tabla 4.5 *Clasificación de los alimentos según el nivel del índice glucémico.*
Fuente: http://movimientohaztupandeverdad.com/indice-glucemico-importantisimo/

Las **grasas** tienen un efecto negativo en los niveles de insulina. Se hallan en los pescados grasos (salmón, atún, trucha…). Si la ingesta no es suficiente, se puede consumir un suplemento de aceite de pescado. Las nueces, las semillas, las yemas de huevo, el aceite de oliva y el aguacate son una rica fuente de grasas, principalmente omega-3. Por el contrario, se debe limitar la ingesta de grasas saturadas (de origen animal) y de grasas trans (alimentos fritos y precocinados).

Mantener horarios y rutinas es otra recomendación importante. Como es importante intentar que no transcurran muchas horas sin comer, se puede tomar algún *snack* a media mañana y a media tarde, por ejemplo un yogur con semillas de lino y chía o incluso con alguna fruta (con una CG baja, como las fresas), o alguna tostada integral con aceite de oliva y una loncha de pavo.

En definitiva, con este tipo de alimentación se consigue un aporte importante de vitaminas, minerales y antioxidantes que facilitarán el metabolismo de los azúcares y las grasas. A su vez, se regulan los niveles de insulina y glucosa en sangre, y se evitan las consecuencias negativas que comporta mantener unos niveles altos de estas sustancias. Para ello, no olvidemos que es muy importante usar el aceite de oliva virgen extra (AOVE), rico en ácidos grasos omega-3.

Incluimos ahora un resumen de los alimentos que se deben incluir y evitar en la dieta para mejorar los síntomas del SOP.

 ### Alimentos a incluir

Hidratos de carbono: harinas integrales, pasta, arroz, legumbres, quinoa, copos de avena, muesli.

Grasas: olivas, aceite de girasol, coco natural, frutos secos, aguacates, mantequilla, aceite de oliva, lino, chía, pepitas de calabaza.

Verduras: brócoli, espinacas, calabacines, judías verdes.

En algunas ocasiones, se puede valorar la utilización de complementos como omega-3, magnesio, linaza, picolinato de cromo, pero antes debe consultarse con el profesional adecuado que valore las dosis y la frecuencia.

Alimentos a evitar

Todos aquellos que contengan harinas refinadas (pasta, pan...), arroz, cereales tipo Special K, azúcar, conservantes, patatas, calabaza, zanahoria cocida, alimentos fritos, rebozados, ultraprocesados, precocinados, todos los edulcorantes, lácteos con soja, grasas procedentes de palma, margarina, chocolate con azúcar, zumos envasados y almíbar.

Otras indicaciones a seguir:

➡ En las comidas, una buena planificación consiste en combinar las porciones de hidratos de carbono de absorción lenta con la ración pertinente de proteína y/o grasa saludable. De este modo se produce un aumento lento de la insulina en sangre y, en consecuencia, aumenta la sensación de saciedad.

➡ Comer cada 3-5 horas.

➡ Consumir refrigerios a base de almendras, frutos secos, yogur de bajo contenido en grasa, pan integral.

➡ No tomar bebidas con azúcar.

➡ La actividad física contribuye a disminuir el estrés, aumenta la absorción de azúcar y, de este modo, el organismo requiere una menor cantidad de insulina.

También hemos de tener en cuenta que el estrés aumenta el nivel de cortisol, que se almacena en forma de grasa abdominal, incrementa el nivel de estrógenos y provoca un desequilibrio menstrual. Además, toma la glucosa que se encuentra en el hígado cuando el cuerpo no necesita combustible y la libera en la sangre, lo que provoca el aumento del nivel de insulina y el consiguiente almacenamiento de grasa corporal.

Para terminar este apartado, concluiremos que, aunque el origen del SOP todavía se desconoce, parece ser que su abordaje desde diferentes vertientes asegura un mayor éxito por lo que respecta a la mejoría de la calidad de vida de todas las mujeres afectadas. Por ello, el asesoramiento multidisciplinar (endocrinológico, nutricional, psicológico y deportivo), hoy por hoy, es la única manera de tratar con éxito a estas pacientes.

LA ALIMENTACIÓN Y LOS TRATAMIENTOS DE REPRODUCCIÓN ASISTIDA

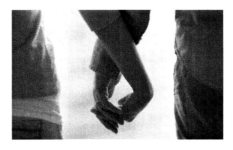

En la actualidad, el 15% de las parejas en edad reproductiva se ven afectadas por algún problema que dificulta o hace imposible la gestación, y muchas son las que se someten a las técnicas de reproducción asistida (TRA).

La edad de las madres potenciales, cada vez más tardía, para iniciar una gestación, el estrés laboral, los cambios en el estilo de vida y las influencias ambientales podrían ser algunas de las causas de la infertilidad primaria.

Son muchos los autores que han escrito y aconsejado algún tipo de alimentación específica para que dichos tratamientos culminen con éxito.

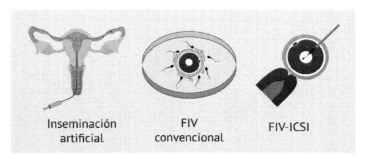

Inseminación artificial   FIV convencional   FIV-ICSI

Figura 4.5 *Representación gráfica de diferentes técnicas de reproducción asistida: inseminación artificial, FIV (fecundación in vitro) e ICSI (inyección intracitoplasmática de espermatozoides).*

¿Influye la alimentación en el éxito del tratamiento de la reproducción asistida?

En la actualidad, la evidencia científica nos induce a responder que no. No existe un súper alimento que asegure el éxito de una inseminación o de un proceso de fecundación in vitro. A menudo, algún autor ha defendido la importancia de mantener un índice de masa corporal por debajo de 30 o de incrementar la ingesta de determinados micronutrientes. Pero la realidad es que no existe evidencia científica alguna que nos haga pensar en una dieta óptima para estos tratamientos.

Sin embargo, más allá de esta consideración, es cierto que las parejas que presentan infertilidad deben mejorar su alimentación, su estilo de vida y el tiempo que dedican al descanso.

Beneficios de una alimentación conveniente

Si se cuida la alimentación, no se producirán déficits de los micronutrientes que participan en la formación de células, tejidos y procesos y, así, se puede mantener un buen estado general. En resumen, todos los mecanismos del organismo funcionarán mucho mejor.

Con una alimentación variada y equilibrada de hidratos de carbono complejos (los de absorción lenta), fibra, grasas saludables, proteínas vegetales y animales de buena calidad, vitaminas (A, D, E) y minerales (calcio, hierro, ácido fólico, zinc, selenio) se cubren todas las necesidades y los requerimientos nutricionales.

Algunas sustancias de especial interés son el ácido fólico (vitamina B9) y la vitamina B12. Normalmente, en la época pregestacional se administra un suplemento de las mismas para prevenir posibles deformaciones del tubo neural en el feto. Una administración continuada de dicho suplemento durante todo el tratamiento de la reproducción asistida puede contribuir a un mayor éxito del mismo.

También debemos decir que es cierto que existen alimentos que influyen en la fertilidad. A continuación, los presentamos en una tabla resumen.

Vitamina A (retinol) y betacarotenos	Grasas animales, como carnes, hígado, patés, leche entera, nata, mantequilla..., pero resulta más recomendable su ingesta a través de hortalizas y frutas con un color naranja o rojizo, como naranjas, zanahorias, pimientos, fresas, tomates, calabazas, moras, arándanos, albaricoques, melocotones, melones... También se encuentra en: pescado azul, yema de huevo, espinacas, acelgas, brócoli...
Vitamina E	Aceites vegetales, como el de oliva o de girasol; frutos secos como avellanas, cacahuetes, piñones o almendras; germen de trigo, coco, soja, aceitunas verdes, arroz, espinacas, y algunas especias como albahaca, orégano, paprika o chile rojo.
Vitamina C	Frutas y verduras. El calor destruye esta vitamina, por lo que resulta más recomendable consumir verduras crudas.
Ácido fólico (vitamina B9)	Verduras de hoja verde, aguacate, naranjas, levadura de cerveza, legumbres, frutos secos y cereales.
Vitamina D	Presente en algunos alimentos, ya sea de forma natural o enriquecida: pescados y mariscos, lácteos, margarinas, cereales de desayuno, soja, hígado, queso, hongos, yema de huevo, frutos secos, legumbres. También los niveles de vitamina D mejoran paseando al sol un rato cada día.
Ácidos grasos DHA, omega-3	Pescado azul, aceites vegetales como el de soja o de lino, aceite de pescado, nueces y algas.
Selenio	Pescado y marisco, carnes rojas, aves, nueces, huevos, cereales, lentejas, guisantes.
Zinc	Carnes (magra, de cordero, hígado, aves), pescado, mariscos (ostras), yema de huevo, levadura de cerveza, algas, legumbres, setas, nueces pecanas, lecitina de soja, soja, cereales integrales, pan y legumbres.
Hierro	Especias, pescado, almejas y berberechos, carnes, frutos secos, legumbres, huevo o verduras (espinacas, espárragos, judías...).
Resveratrol	Piel de la uva, moras, arándanos, vino tinto, nueces, cacahuetes, cacao en polvo y ostras. El resveratrol potencia el efecto de las gonadotropinas (hormonas utilizadas en los tratamientos de fecundación in vitro) para la estimulación ovárica.

Tabla 4.6. *Alimentos que influyen en la fertilidad de las mujeres.*

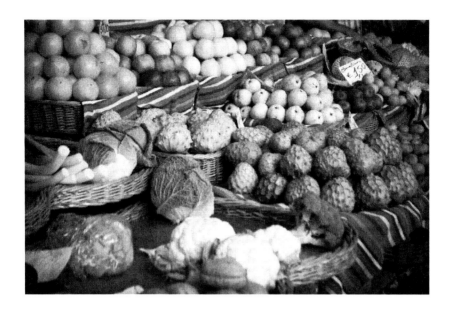

Aparte de la alimentación, debemos añadir que es importante cambiar el estilo de vida, de sedentaria a activa. Se tiene que hacer ejercicio físico y deporte, fomentando este hábito saludable como inversión de futuro. La actividad física ideal es la que combina ejercicios aeróbicos con los anaeróbicos y cardiovasculares. La frecuencia tendría que ser diaria y con una duración de una hora por término medio.

A menudo, pero no siempre, los tratamientos de reproducción asistida comportan algún que otro efecto secundario asociado a las hormonas administradas. Estos efectos normalmente son: malestar gástrico, retención de líquidos y dolor de cabeza. La alimentación puede paliar estos efectos. Aquí presentamos una serie de recomendaciones:

➡ Vigilar que las ingestas sean ligeras y cocinadas, y evitar los alimentos crudos (ensaladas) que, normalmente, aunque no a todo el mundo, cuestan más de digerir.

➡ Incluir hortalizas como remolacha, espárragos, tomate, alcachofas, apio, berros y pepino.

➡ Consumir frutas como pera, piña, uvas, papaya, ciruelas, sandía, arándanos.

- Son saludables también los frutos secos como pipas de calabaza, pipas de girasol, almendras crudas, lino.
- Se recomienda beber agua e infusiones.
- No abusar de la sal.

Todos estos alimentos tienen un denominador común: el magnesio, el potasio y el agua, elementos indispensables para intentar solucionar el problema de la retención de líquidos.

En los casos de molestias gástricas, el agua de coco contribuirá a facilitar la hidratación y la digestión, al igual que el jengibre en infusiones, el yogur natural y el kéfir.

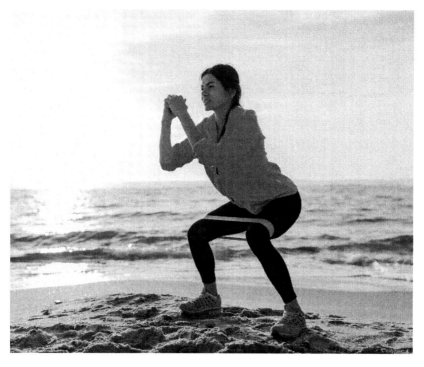

Los ejercicios anaeróbicos más conocidos son los de fuerza y resistencia que se pueden realizar con equipamiento de gimnasio. Los ejercicios de fuerza contribuyen a una actividad física más completa.

La inflamación es un fantasma silencioso que se va abriendo camino. No todas las mujeres la padecen de la misma forma, ni con la misma intensidad, ni presentan los mismos síntomas. Por ello, es necesaria una valoración de cada caso en particular por parte de un profesional.

No olvidemos que, en todo caso, si se sigue un tratamiento de reproducción asistida es importante alimentarse bien, de forma sana y equilibrada, puesto que, aunque no sea la solución a muchos problemas de salud, siempre ayuda a cubrir nuestras necesidades y requerimientos nutricionales.

LA ALIMENTACIÓN Y LA FIBROMIALGIA

El campo de la fibromialgia es tan extenso que se podría escribir todo un libro por su importancia, los posibles tratamientos, las consecuencias que tiene en el estado emocional y psíquico de las personas afectadas y la falta de soluciones concretas para el día a día. Por ello, aunque, evidentemente, no la pueda abordar a fondo aquí, no quería dejar de hablar de ella, ya que es una patología inflamatoria que sufre el 3-6% de la población, mayoritariamente mujeres (9 de cada 10 personas afectadas).

La figura 4.6, que reproduce el cartel del Día Mundial de la Fibromialgia (12 de mayo), podría ser el resumen perfecto, práctico y visual de lo que significa padecer fibromialgia. Esta enfermedad afecta tanto a aspectos físicos como psicológicos y no tiene una causa conocida y concreta. El mecanismo desencadenante es la percepción diferente del dolor. El paciente percibe estímulos dolorosos que en realidad no son tales y que, a su vez, desencadenan un malestar emocional que causa dolor. Es un círculo cerrado, complejo de resolver puesto que no se conocen sus causas. En cualquier caso, se ha de intentar mantener una actitud positiva.

La fibromialgia puede conllevar un descuido de la alimentación por dolor, por inapetencia, por falta de hambre, porque la persona se encuentra desanimada. En consecuencia, se puede caer en ingestas de alimentos poco saludables, con grasas saturadas, azúcares, etcétera, que provocará más problemas físicos. Por este motivo, es muy importante seguir una alimentación correcta, equilibrada y variada.

Sabemos que hay alimentos que ayudan a mejorar el estado anímico y, aunque resulta más difícil encontrar los que influyen en el proceso de la fibromialgia hasta el punto de provocar una mejora de los síntomas, siempre debemos tener claro cuáles son los alimentos que nos convienen en el marco de una alimentación correcta, las recomendaciones dietéticas más convenientes y qué comidas deben realizarse diariamente.

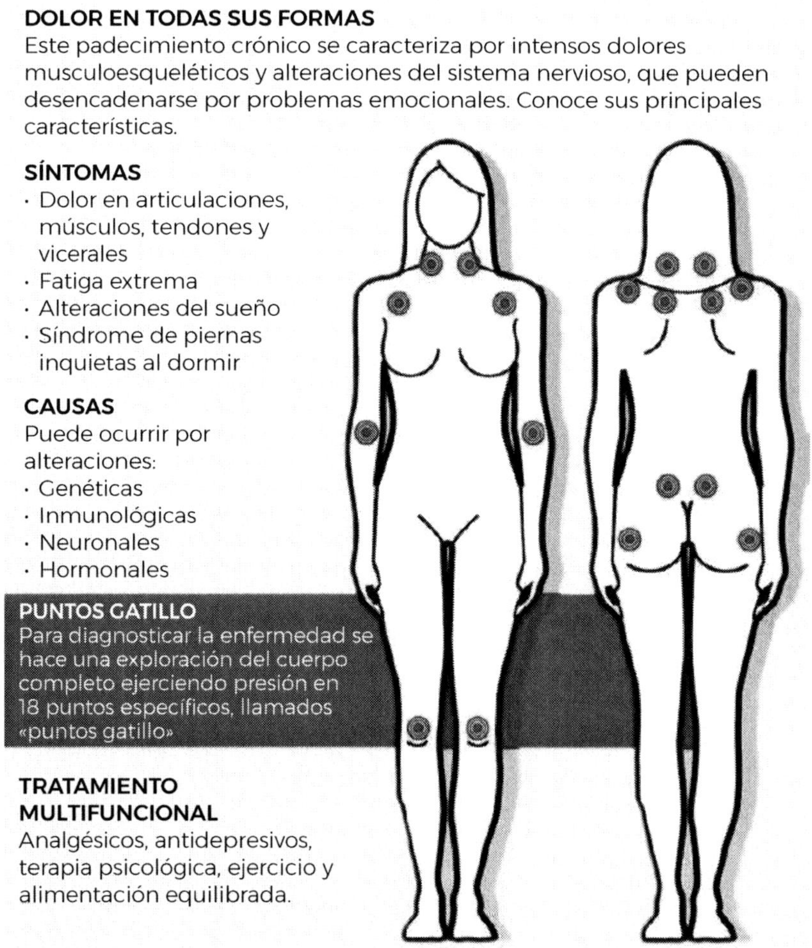

DOLOR EN TODAS SUS FORMAS

Este padecimiento crónico se caracteriza por intensos dolores musculoesqueléticos y alteraciones del sistema nervioso, que pueden desencadenarse por problemas emocionales. Conoce sus principales características.

SÍNTOMAS
· Dolor en articulaciones, músculos, tendones y vicerales
· Fatiga extrema
· Alteraciones del sueño
· Síndrome de piernas inquietas al dormir

CAUSAS
Puede ocurrir por alteraciones:
· Genéticas
· Inmunológicas
· Neuronales
· Hormonales

PUNTOS GATILLO
Para diagnosticar la enfermedad se hace una exploración del cuerpo completo ejerciendo presión en 18 puntos específicos, llamados «puntos gatillo»

TRATAMIENTO MULTIFUNCIONAL
Analgésicos, antidepresivos, terapia psicológica, ejercicio y alimentación equilibrada.

Figura 4.6 ¿Qué es la fibromialgia? Cartel del Día Mundial de la Fibromialgia (2021).

También es útil hablar del papel que juegan los **antioxidantes** (vitamina C, vitamina E, betacaroteno, selenio) y los radicales libres. Por ejemplo, debemos tener claro que el déficit de selenio puede causar dolor muscular.

A continuación, se enumeran una serie de antioxidantes. Cuánto más alta sea la concentración de antioxidantes en el organismo, más tiempo estaremos protegidos del daño oxidativo. Por tanto, para combatir la oxidación conviene comer:

VITAMINA C	Fruta fresca, cítricos, fresas, cerezas, ciruelas y zarzamoras. Pimientos verdes, verduras de hoja verde oscura, col roja.
VITAMINA E	Avellanas, nueces, germen de trigo, semillas, aceites de pescado.
BETACAROTENO	Zanahorias, frutas cítricas, vegetales de hoja verde y oscura.
SELENIO	Pescado, productos lácteos, frutos secos, cebolla, ajo, tomate, brócoli.

Igualmente, se deben controlar los niveles de **calcio y magnesio**. La falta de calcio puede ocasionar espasmos musculares. El magnesio es el responsable de los impulsos nerviosos y la contracción adecuada de los músculos. Su déficit puede hacer que nos sintamos más débiles, apáticos y que suframos calambres.

CALCIO	Leche y derivados.
MAGNESIO	Verduras de hoja verde, cacao, nueces, mariscos, cereales integrales, germen de trigo, legumbres o higos secos.

Asimismo, se debe vigilar el nivel del **triptófano**, el responsable de la sintonización de la serotonina (sustancia que nos hace sentir bien mental y emocionalmente). Incluso en los casos de fibromialgia podría estar justificado el uso de un complemento de triptófano para mejorar el estado anímico de la paciente y su sueño.

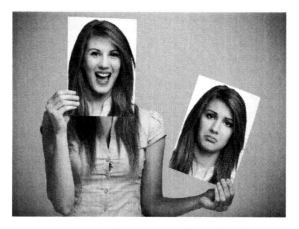

Los alimentos que consumimos influyen a menudo en el estado anímico.

Veamos una lista de alimentos ricos en triptófano:

- Leguminosas
- Verduras, lechuga
- Plátano, kiwi, naranja, manzana, pera
- Frutas secas, germen de trigo
- Almendras, avellanas, avena
- Pescado, pavo
- Leche

Si tenemos en cuenta que la fibromialgia es una enfermedad crónica, y que algunos de los síntomas habituales son el dolor generalizado, el dolor de cabeza, la fatiga, el insomnio y el colon irritable, es importante eliminar los alimentos que aumentan el dolor, como aquellos que tienen un alto contenido en grasas saturadas (mantequilla, manteca, leche entera, coco, cortes grasos de carne, frituras, rebozados), y evitar consumir alimentos muy condimentados, ya que pueden provocar irritación de la mucosa gástrica y molestias intestinales (pimienta roja, negra, pimiento, ajo, clavos, mostaza, salsa inglesa, etc.).

Los ácidos grasos omega-3 se han relacionado directamente con el bienestar cerebral y, además, son sustancias antiinflamatorias. Por tanto, la fuente principal de grasas debe ser el aceite de oliva.

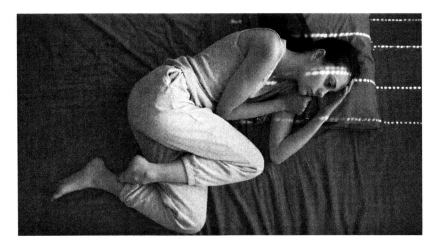

Uno de los síntomas habituales de la fibromialgia es el dolor.

La ingesta del azúcar proveniente de la fruta, la miel (siempre que sea artesana) y la leche pueden proporcionar bienestar cerebral. Al igual que ocurre con el cacao, que aumenta los niveles de serotonina y es un antidepresivo. No obstante, hay que consumirlos con moderación, ya que son alimentos ricos en grasas no saludables y estimulantes, y podrían ser contraproducentes, como ocurre con el cacao/chocolate que va bien para el estado de ánimo pero, en cambio, es excitante e irritante.

Diez alimentos que nos ayudan a aliviar el dolor

➡ **Cúrcuma,** potente antiinflamatorio, combinado con pimienta negra recién molida y algo de grasa (aguacate, aceite de oliva) para absorber mejor.

➡ **Aguacate, omega-9 y vitaminas antioxidantes,** son sustancias con acción antiinflamatoria, elevadas dosis de vitamina E y C, muy antioxidantes.

➡ **Aceite de coco** de primera presión en frío, con su acción antiinflamatoria (2 cdas. al día).

➡ **Chucrut,** beneficioso para los intestinos, favorece la digestión y la función hepática.

- ➡ **Rúcula,** ayuda al funcionamiento del hígado. Sus hojas verdes son ricas en clorofila que contribuyen a oxigenar la sangre. Comer un puñado/día alternando con otras hojas verdes.

- ➡ **Manzana,** rica en quercetina, fitonutriente antioxidante que previene la inflamación. Comer 1 al día, con piel (por la fibra).

- ➡ **Brócoli germinado,** con glucosinolatos y vitamina C. Como todas las crucíferas, es rico en vitamina C, que ayuda a reducir la inflamación.

- ➡ **Aceite de lino,** rico en omega-3, se asocia a la disminución de los marcadores inflamatorios. Tomar 1 cda./día en crudo.

- ➡ **Ajo,** desintoxicante, contiene compuestos azufrados, disminuye las sustancias derivadas de las vías metabólicas inflamatorias que evitan la expresión de genes y proteínas. Tomar 1 diente al día.

- ➡ **Semillas de chía y sésamo molidas,** aportan grasas saludables omega-3, fibras fermentables. Tomar 2 cdas. al día.

Resumen de las recomendaciones alimenticias para combatir la inflamación

- ✓ Siempre que se pueda es preferible consumir alimentos frescos y evitar las comidas preparadas y los precocinados.

- ✓ No abusar de los alimentos de origen animal, porque pueden causar una mayor respuesta inflamatoria.

- ✓ Es conveniente hervir o cocer las verduras ya que se digieren mejor, aunque es cierto que las verduras crudas contienen un nivel más alto de vitaminas y minerales.

- ✓ Es preferible comer más pescado que carne. El pescado azul aporta ácidos grasos omega-3, que son muy importantes para el estado general de salud. Nos referimos a pescados como arenque, atún, salmón, trucha, caballa.

- ✓ Utilizar técnicas culinarias simples: plancha, vapor, horno, papillote, y controlar los condimentos.

- ✓ Beber suficiente agua y mantenerse bien hidratada. Es mejor beber entre horas para que el agua no interfiera en el proceso digestivo y pueda producir alguna molestia.

✓ Evitar el alcohol.

✓ Reducir el consumo de sal. Si abusamos de ella, podemos sufrir algún edema, hinchazón y retención de líquidos. Evitar por este motivo los alimentos procesados, las carnes en lata, las sopas de sobre, los tomates y vegetales enlatados y las patatas chips.

✓ También merecen una consideración especial los alimentos con la etiqueta de biológicos, por presentar menos cantidad de aditivos, pesticidas y conservantes. El producto fresco tiene una mayor concentración de sustancias beneficiosas, pero resulta más caro.

✓ Llevar un registro diario de los alimentos que consumimos, de cómo están cocinados, del momento del día en que los ingerimos y de cómo nos sentimos cuando los comemos puede ayudarnos a confeccionar un menú con todos los alimentos que nos producen bienestar.

✓ Aunque no existe evidencia científica alguna de que funcionen, también hay la opción de emplear algunos remedios naturales, como infusiones de albahaca, agracejo, corteza de viburna, jalea real.

Sin embargo, debemos tener en cuenta que no todo le va bien a todo el mundo ni hay un alimento milagroso. Se ha de ser crítico y actuar con criterio. Es importante consultar buenas fuentes de información y recurrir a buenos profesionales expertos en fibromialgia, pues se trata de una enfermedad difícil y compleja.

La fibromialgia es una enfermedad que afecta a muchos niveles de nuestro cuerpo y para conseguir algún avance y mejora significativas, el abordaje debería ser multidisciplinar: actividad física, relajación, terapias de comportamiento cognitivo, farmacología, nutrición...

Nuestros esfuerzos, como profesionales, deben estar dirigidos a proporcionar una calidad de vida digna. Todo ello no debe hacerse unilateralmente. Las consecuencias de la fibromialgia han de ser tratadas en equipo y seguidas en el tiempo.

Los principios fundamentales de la alimentación sana son el denominador común de todas las afecciones a las que me he referido, con la excepción del síndrome de ovario poliquístico, en el que se añade un concepto más a tener en cuenta: el índice glucémico de los alimentos.

5

ALIMENTACIÓN Y MATERNIDAD

INTRODUCCIÓN

Alberto Rodríguez-Melcón
Jefe de Servicio de Obstetricia. Dexeus Mujer

Es fácil entender que una mujer que está sana en el momento de la concepción tiene más probabilidades de tener un embarazo normal y un bebé sano. Buena parte de ese estado de salud nos llega a través de una alimentación correcta. Es de sobra conocida la asociación entre determinadas carencias nutricionales y la probabilidad de padecer determinados problemas de salud por parte de la madre o el feto. A pesar de estas dos realidades, no es habitual encontrar mujeres sensibilizadas con unos buenos hábitos alimenticios antes y durante el embarazo. Por otro lado, si analizamos la actuación de los profesionales de la salud en este campo, es más frecuente escuchar en las consultas consejos que están más basados en la experiencia que en la evidencia.

Mucho se habla y se escribe sobre la alimentación durante el embarazo. En cambio, se presta poca atención a la etapa previa a la concepción. Sabemos que lo que comemos en esta etapa influye sensiblemente en la disponibilidad de los macronutrientes y micronutrientes para los gametos y el embrión en las primeras etapas de la vida. De ahí la importancia de seguir una buena dieta antes incluso de iniciar la búsqueda activa del embarazo. En Occidente, las dietas abusan de las carnes rojas, las harinas, los azúcares refinados y las grasas. Por el contrario, estas mismas dietas son pobres en micronutrientes esenciales como el yodo, el ácido fólico, el zinc o el magnesio.

Se han descritos múltiples problemas durante el embarazo asociados con diversos déficits nutricionales. Los más importantes por su frecuencia y repercusión son los déficits de folatos, hierro y yodo. Por lo que se refiere al feto, el déficit de ácido fólico se asocia a un mayor riesgo de sufrir espina bífida; la carencia de hierro se relaciona con el bajo peso de los recién nacidos; y el yodo juega un papel esencial en el desarrollo del cerebro.

Existen otros micronutrientes cuyos déficits pueden originar problemas en el embarazo como es el caso del zinc o del magnesio. La suplementación, por el contrario, no está ampliamente aceptada debido a que no ha generado el impacto positivo deseado, tanto en la salud de la madre como en la del recién nacido.

El feto debe crear toda su estructura ósea a través del calcio que ingiere la madre. Normalmente, nuestra dieta es rica en calcio y la ingesta de suplementos de este mineral solo se aconseja en los casos en los que no se pueda ingerir la cantidad recomendada. En gran medida, estos casos son debidos a la intolerancia a la lactosa. Esta suplementación permitiría evitar problemas de osteoporosis en la madre tras el parto.

El control del peso en la etapa preconcepcional y durante el embarazo también ha mostrado ser un factor relevante para tener una gestación saludable. Tanto la delgadez como el sobrepeso se asocian a riesgos durante el embarazo y a problemas en el desarrollo fetal. Múltiples estudios demuestran que la pérdida de peso en los años previos a la concepción aumenta el riesgo de presentar diabetes o hipertensión durante el embarazo. Los mismos estudios sugieren que aquellas mujeres que realizan ejercicio físico en los años anteriores a la gestación muestran una menor probabilidad de padecer diabetes.

De la misma manera, la alimentación es esencial durante el posparto. El embarazo debe finalizar con las adecuadas reservas energéticas que permitan a la madre recuperarse del parto y afrontar las exigencias de la lactancia materna con las suficientes garantías.

Durante la lactancia hay que compensar el gasto energético que supone la producción de leche. Por lo tanto, no es el momento adecuado para seguir dietas que supongan una corrección del peso ganado durante el embarazo. Se deben consumir alimentos ricos en macro y micronutrientes y que aporten un incremento de unas 500 kilocalorías sobre la ingesta habitual.

A lo largo de este capítulo, encontrarás consejos saludables que te permitirán llevar tu embarazo y posparto de la manera más sana posible. Recuerda que lo que inviertas en salud durante esta etapa lo disfrutará tu bebé el resto de su vida.

ALIMENTACIÓN EN LA ETAPA PRECONCEPCIONAL

La dieta es importante en cualquier etapa de la vida y no lo es menos en la etapa preconcepcional. La importancia de una dieta equilibrada y variada asegura el aporte de nutrientes (vitaminas y minerales) que son necesarios para el organismo, lo que previene futuras complicaciones durante el embarazo. Es importante prescindir de tóxicos como el tabaco y el alcohol antes del embarazo, para evitar malformaciones del feto y futuras patologías.

El peso de la futura mamá antes de quedar embarazada no es determinante de su fertilidad, aunque el sobrepeso al inicio del embarazo puede ser el causante de alguna complicación en el parto o de aumentar la probabilidad de padecer durante el embarazo diabetes gestacional o preeclampsia.

Niveles adecuados de vitaminas y minerales a asegurar antes del embarazo
VITAMINAS: vitamina B12, vitamina C, vitamina D, ácido fólico
MINERALES: calcio
Además, es importante practicar ejercicio físico diariamente de forma moderada

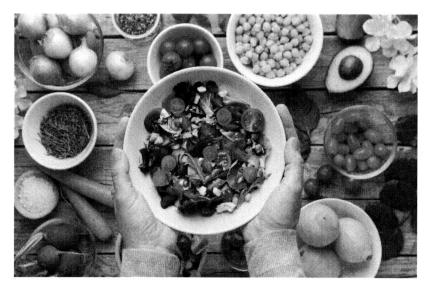

Una alimentación fresca, variada y equilibrada será indispensable en esta época, ya que asegurará el aporte necesario de minerales.

No es momento de hacer dieta, pero ante una situación de sobrepeso no hay que rebajar demasiado las kilocalorías/día consumidas. Hay que pensar que se deben cubrir unos determinados requerimientos nutricionales para que la gestación se desarrolle con normalidad y se aseguren las reservas necesarias para una futura lactancia materna.

De entrada, no hemos de prescindir de ningún alimento y, si por algún motivo, fuera necesario prescindir de alguno, tendría que ser indicado por un profesional específico. En esta etapa preconcepcional, la dieta mediterránea es el modelo dietético que mejor cubre las necesidades de la futura mamá.

En tabla de la siguiente página se detalla la relación de minerales y vitaminas, y los alimentos que los contienen.

Ácido fólico
Legumbres, acelgas, espinacas, frutos secos. Muy presente en vegetales de hojas verdes, cereales integrales.

Ácidos grasos omega-3
Pescado azul y frutos secos.

Calcio
Leche, yogur, cuajada, queso, hortalizas (acelgas, espinacas escarola), frutos secos (almendras, avellanas, nueces), legumbres (soja, lentejas, alubias, garbanzos).

Hierro
Carne, huevos, pescado, almejas, mejillones, legumbres, acelgas, espinacas, carnes rojas. Combinar los alimentos de origen vegetal con los que contienen vitamina C.

Provitamina A
Alimentos de origen vegetal: espinacas, zanahorias.

Selenio
Avena, arroz integral, melocotones, cebollas, ajo y brócoli.

Vitamina A
Hígado, yema de huevo.

Vitamina B
Atún, salmón, bacalao, arroz, cereales integrales, yema de huevo, lácteos no desnatados.

Vitamina D
Leche, productos lácteos, salmón o conservas de atún. Exposición solar. Si los productos consumidos son desnatados, deberán estar enriquecidos con vitamina D y calcio.

Yodo
Pescado de mar, verduras, carne, huevos.

Zinc
Muy repartido entre los alimentos. En condiciones normales no suelen describirse carencias.

Tabla 5.1. *Relación de vitaminas/minerales apropiados para la etapa preconcepcional.*

Recomendaciones para conseguir el equilibrio en las ingestas en la etapa preconcepcional

➨ Comer 5 veces al día, intentando no suprimir ninguna ingesta.

➨ Comer despacio.

➨ Potenciar la ingesta de los 5 grandes grupos de alimentos: lácteos, pescado, legumbres, cereales integrales y frutas, verduras y hortalizas.

➨ La distribución de los nutrientes a lo largo del día:

- Proteínas/día: 10-15%
- Hidratos de carbono: 50-55%
- Grasas o lípidos: 30-35%. Dentro de las grasas, los ácidos grasos omega-3 (pescado azul y frutos secos) tienen especial importancia en esta etapa. El aceite de oliva es la base de la dieta mediterránea.
- Fibra: 30-35 g/día.

➨ La dieta mediterránea puede aumentar las posibilidades de quedarse embarazada según un estudio de la Universidad de Navarra.

➨ Estado óptimo de hidratación: beber 2-2,5 l/día, fundamentalmente agua. Podemos tomar infusiones, si son de té verde. Evitar tomarlas después de las 17 horas, por la posible excitabilidad que comportan.

También es importante realizar ejercicio diario: 60 minutos/día, siempre que no haya contraindicación médica. Caminar diariamente constituye un perfecto ejercicio que contribuye a controlar el peso, y a la vez proporciona un espacio personal que nos ayuda a nuestro bienestar emocional.

La adhesión a realizar ejercicio diario forma parte de los hábitos saludables que debemos incorporar de ahora en adelante para que formen parte del resto de nuestra vida. La herencia positiva que nos proporcionará nos ayudará a combatir futuras patologías cardiovasculares.

ALIMENTACIÓN DURANTE EL EMBARAZO

Como hemos comentado anteriormente, la nutrición durante el embarazo es importante no solo para la madre sino también para el futuro bebé y debe cubrir muchos frentes: velar por el buen desarrollo fetal, cubrir las necesidades de la futura mamá, los requerimientos del neonato y asegurar las reservas para la lactancia.

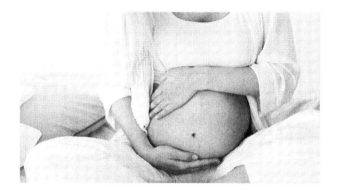

Al inicio de un embarazo hay diversos aspectos que debemos cuidar:

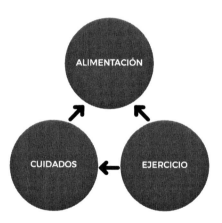

Estos tres aspectos son fundamentales en el transcurso de un embarazo. Con anterioridad al mismo, debemos de habernos ocupado de las revisiones ginecológicas, analíticas generales y el control y seguimiento con el dentista. Todo ello nos situará en un óptimo punto de salida. Después está la alimentación que, de hecho, es importante en todas las etapas de la vida, pero en esa época aún más, ya que la futura madre no solo debe pensar en ella, sino también en un embrión que debe formarse correctamente y que tiene unos requerimientos imprescindibles que hay que cubrir para el buen desarrollo del mismo. Así pues, la dieta que se siga durante el embarazo pasa a tener una gran importancia a corto, medio y largo plazo.

Los requerimientos nutricionales durante el primer trimestre no son especialmente diferentes por el hecho de estar embarazada. En cambio, sí que aumentan en el segundo y en el tercer trimestre a razón de unas 250-300 kilocalorías/día, y, además, en el tercer trimestre, la alimentación deberá ser especialmente cuidadosa con algunos micronutrientes específicos.

Peso ideal en el embarazo

Una cuestión importante para todas las embarazadas es sin duda: ¿cuál es el peso ideal que se debería ganar durante el embarazo? La ganancia de peso estará íntimamente ligada con el peso de la madre al inicio del embarazo. No será lo mismo un embarazo que se inicia en situación de sobrepeso que aquel que se inicia con un peso normal.

En la tabla de la página siguiente se aprecia la ganancia de peso recomendada para la mujer embarazada de acuerdo con el IMC (índice de masa corporal) pregestacional.

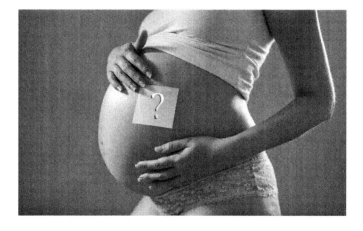

IMC pregestacional	Embarazo único (kg)	Incremento (g/semana)	Embarazo múltiple (kg)
Bajo peso	12-18	400-600	-
Normopeso	10-13	330-430	17-25
Sobrepeso	7-10	230-330	14-23
Obesidad	6-8	200-230	11-19

Tabla 5.2. *Ganancia de peso recomendada para la mujer embarazada. Fuente: http://www.repositoriodigital.minsal cl bitstreamhandle/2015/296/1178%281%29. pdf?sequence=1&isAllowed=y.*

Esta ganancia de peso se distribuye a lo largo del embarazo, mayoritariamente entre el segundo y el tercer trimestre, ya que durante el primero no hay razón para que se produzca un incremento de peso.

Macronutrientes durante el embarazo

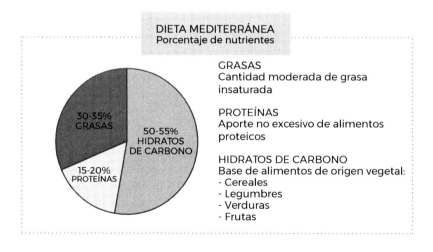

Figura 5.1 Guía de alimentación para embarazadas. *Fuente: Medicadiet. 2015. A. Sánchez. Ed Mi bebé y yo.*

Bien, ahora que queda claro cuánto se debe engordar, vamos a ver qué se debe comer para que nuestra alimentación cubra todas las necesidades que hay durante esta etapa. Para conseguirlo, se ha de procurar que la alimentación sea variada, equilibrada y basada en productos de temporada y proximidad; solo así aseguraremos que sean alimentos totalmente frescos.

Analicemos en detalle cada uno de estos grandes grupos de macronutrientes.

Hidratos de carbono

Son imprescindibles por ser la primera fuente de energía y constituyen el principal grupo de alimentos en la dieta de una embarazada. Aportan fibra, que ayuda a prevenir los problemas digestivos y el estreñimiento. Con los alimentos de este grupo se alcanza el aporte de vitaminas del grupo B y el calcio suficiente, entre otros minerales.

Si bien deben de ser incluidos en todas las comidas, es verdad que las necesidades de cada uno de los alimentos de este grupo pueden ser diferentes y, por tanto, será necesario consultar con un especialista. Una parte importante de los **cereales** que se consuman deberían ser integrales. Evitar la ingesta de azúcares simples, bollería y bebidas azucaradas.

Hay que destacar la gran importancia como grupo de las **legumbres**: aportan hidratos de carbono de absorción lenta (ayudan a sentirse saciado y previenen la aparición de diabetes gestacional). Aunque es cierto que son causantes de flatulencias y que no todo el mundo las digiere de la misma forma, tienen un alto contenido en fibra, proteína vegetal y vitaminas del grupo B, ácido fólico, calcio y antioxidantes.

Por su parte, la contribución energética de **verduras y hortalizas** es baja, pero en cambio aportan fibra, potasio (que ayuda a controlar la retención de líquidos), vitamina C y ácido fólico. Este grupo ha de estar siempre presente en la comida o cena como plato único o acompañamiento del grupo proteína.

Otro subgrupo de hidratos de carbono, el de las **frutas**, es fuente de fructosa, fibra soluble, potasio, vitamina C y agua. Es importante a la hora de prevenir la preeclampsia (complicación del embarazo caracterizada por presión arterial alta y niveles elevados de proteína en la orina). La dosis diaria recomendada sería de 3 piezas al día.

Lácteos

Contienen tanto hidratos de carbono como proteína de alta calidad biológica (caseína) y grasas saturadas (que hay que evitar, sobre todo si se sufre de diabetes gestacional o sobrepeso).

Los más convenientes son los lácteos semidesnatados, ya que las vitaminas liposolubles como la D y la A están aseguradas. Es el grupo de alimentos que aporta más calcio, pero en la alimentación vegetariana el aporte del calcio lo encontraremos en semillas (chía, sésamo), en verduras de hoja ancha y verde, zumo de naranja natural, especias, judías verdes, grelos y algas.

Proteínas

Este grupo ha de estar siempre presente en las comidas y en las cenas. Su ingesta ha de aumentar sobre todo durante el segundo y el tercer trimestre del embarazo. Se encuentran en alimentos de origen animal (carne blanca, roja, pescado, huevos, leche y derivados), y también de origen vegetal (legumbres, frutos secos).

Las **carnes** son una buena fuente de proteína, hierro y otras vitaminas y minerales. Es recomendable variar su consumo en el sentido de no abusar de carnes grasas (cerdo, chuletas, embutido) ya que producen un aumento de peso superior al recomendable y también añaden un mayor riesgo de elevar el colesterol, la hipertensión y la aparición de diabetes gestacional. Es más conveniente la carne de pollo, pavo y conejo.

Los pescados aportan grasas insaturadas omega-3, como el ácido docosahexaenoico (DHA), fundamental para el desarrollo del sistema nervioso del feto. Los pescados azules, y con espina, aportan calcio y vitamina D.

Hay que evitar el consumo de algunos pescados azules (emperador, pez espada, tiburón, atún rojo) por el aumento de concentración de metales pesados como el plomo o el mercurio. Evitar también los pescados ahumados, las conservas en vinagre y los pescados crudos; es mejor consumir pescados congelados. El marisco es una buena fuente de proteína y de hierro, y contiene muy poca grasa (consumir 1-2 veces/semana).

Los **huevos** nos aportan vitaminas A, B, D y E.

En los **frutos secos** encontramos proteína de origen vegetal y ácidos grasos esenciales como omega-3 y oleico y minerales como calcio, fósforo, magnesio, zinc y vitamina E. Son unos *snacks* indispensables que nos ayudarán eficazmente en las meriendas y los tentempiés a media mañana.

Grasas

Deben provenir fundamentalmente del aceite de oliva virgen extra. El AOVE nos ayuda a mejorar el control metabólico de la glucosa, y contribuye a prevenir la diabetes gestacional. Conviene elegir alimentos con grasa omega-3 (frutos secos y pescados), en especial el ácido DHA, esencial en el desarrollo del sistema nervioso del feto. Hay que evitar el consumo de grasas saturadas, presentes en los alimentos de origen animal (mantequilla, nata, mayonesa).

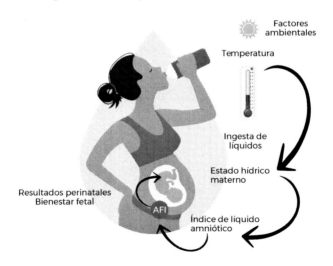

Figura 5.2 *Importancia de un balance hídrico correcto durante la gestación. Fuente: https://www.hydrationforhealth.com*

Agua

Otro aspecto muy importante y que no debemos descuidar es la hidratación; el agua es importantísima. Hay que ingerir alrededor de 2-2,5 l de agua al día para mantener un buen estado de hidratación. El agua nos ayuda a controlar la temperatura corporal, sobre todo en verano, ya que la sudoración hace disminuir la cantidad hídrica y de ahí la necesidad de ir controlando la ingesta de agua.

El feto está constituido en un 90% por agua y la placenta en un 98%.

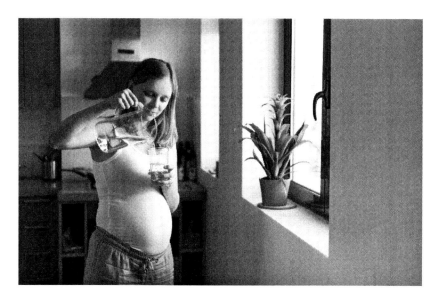

Vitaminas y minerales

Hasta ahora hemos hablado de los grandes grupos de alimentos y macronutrientes de una alimentación completa, pero no tenemos que olvidarnos de las vitaminas y minerales que son necesarios en el embarazo y en qué alimentos los encontramos.

Veamos un resumen en la siguiente tabla:

NUTRIENTES	ALIMENTOS
Ácido fólico	VE: espinacas, acelgas, espárragos verdes, brócoli HC: lentejas, judías pintas
Vitamina D	LA: lácteos no desnatados PR: pescados azules
Vitamina B6	PR: carnes (codorniz, perdiz), pescados azules
Vitamina B12	PR: alimentos de procedencia animal, huevos, carne (buey) y pescados
Vitamina C	FR: todas, en especial cítricos y frutos rojos VE: todas, en especial pimiento y coles de Bruselas
Hierro	PR: almejas, berberechos, codorniz, perdiz, buey, ternera VE: espinacas HC: lentejas
Calcio	LA: todos PR: pescados con espina HC: legumbres, cereales
Yodo	PR: pescados, mariscos VE: algas

Abreviaturas: FR: frutas; HC: hidratos de carbono, LA: lácteos, PR: proteínas; VE: verduras.

Tabla 5. 3. Guía de alimentación para embarazadas. *Medicadiet.*
Fuente: https://www.seedo.es/images/site/Guia_Alimentacion_Embazaradas_Medicadiet.pdf

Pauta general de alimentación diaria recomendada

El patrón de alimentación diaria que se expone en la siguiente tabla es de carácter general y se ha de adecuar a cada persona por un especialista. No todo el mundo tiene las mismas necesidades ni requerimientos ya que las situaciones personales pueden ser muy variables.

DESAYUNO	Leche semidesnatada (LA) Pan integral, avena (HC) Aceite oliva (GR) + Proteína (PR)
MEDIA MAÑANA	Fruta (FR) Pan (HC) Queso fresco (LA)
COMIDA	Primer plato de verdura/legumbre /pasta/ arroz y/o pan (HC) Segundo plato con proteína (PR) Aceite de oliva (GR) Fruta
MEDIA TARDE	Yogur natural (LA) Cereales integrales (HC) Fruta (FR)
CENA	Primer plato de verduras+ guisantes, maíz, pasta, arroz o patata y/o pan (HC) Segundo plato con proteína Aceite de oliva (GR) Yogur (LA)

Abreviaturas: FR: frutas; HC: hidratos de carbono, LA: lácteos, PR: proteínas; VE: verduras.

Tabla 5.4. *Distribución de nutrientes a lo largo del día.*

Haremos ahora un apunte en cuanto a los embarazos con dietas vegetarianas. Como ya hemos visto durante el período del embarazo, la madre gestante ve aumentados sus requerimientos nutricionales entre un 10% en los hidratos de carbono y alrededor de un 50% en los folatos, el hierro y el calcio. Hemos de intentar que estos requerimientos se vean cubiertos, tanto si la dieta es ovoláctea o vegetariana como si es vegana. La dieta ha de contener la suficiente cantidad de proteína (vegetal), hierro, vitamina D y calcio. La proteína ronda el 10-14% en las dietas vegetarianas/ovolácteas/veganas. Alimentos como los frijoles, la quinoa, la avena, las nueces, la crema de cacahuete y el tofu son fuentes ricas en proteínas.

El aporte de **hierro** también debe estar controlado, por lo que en las dietas vegetarianas, veganas u omnívoras se ha de tomar un suplemento de hierro que mantenga los niveles adecuados de este mineral para evitar la anemia y que el futuro bebé pese menos del promedio o que se produzca un parto prematuro.

También es relevante tener presente que el hierro de origen vegetal no se absorbe con tanta facilidad como el de origen animal, por lo que las legumbres deberán estar un buen rato en remojo, combinarlas con cereales para convertirlas en proteína de buena calidad y acompañar todo con alimentos ricos en vitamina C, que será en definitiva lo que ayudará a producir la máxima absorción. El hierro está presente en: productos de soja, trigo quebrado, frutos secos, quinoa, espinaca, col rizada, algas.

Otro elemento de vital importancia es el **calcio**, que encontraremos en semillas, brócoli, zumo de naranja, verdura de hoja verde oscura y ancha, judías verdes, tofu.

Y, por último, la **vitamina D**, que el cuerpo solo es capaz de sintetizar exponiéndose al sol. Sin embargo, el color de la piel, el estilo de vida y el clima del lugar donde vivimos no nos permite a veces recibir la dosis adecuada de sol. La leche y el pescado son excelentes fuentes de vitamina D.

Frutas que no debemos olvidar en nuestra dieta: manzanas, ciruelas, piña, cítricos, uva e higos.

El déficit de vitamina B12 se presenta con frecuencia, y sus consecuencias son significativas, neurológicamente hablando, para el recién nacido. También pueden aparecer déficits de vitamina D, calcio (especialmente en los veganos), zinc y ácido omega-3 que se pueden cubrir mediante suplementos. Por ese motivo, es importante conocer qué patrón alimentario sigue la gestante ovolacto-vegetariana o vegana, para poder guiarle de forma adecuada durante este proceso y, así, mantener a la futura mamá en óptimas condiciones.

Hemos expuesto la importancia de una alimentación equilibrada y variada en cada una de las tres etapas que comporta el hecho de ser madres (preconcepción, embarazo y lactancia). Hay que prepararse para ello, hay que cuidarse mientras dura el embarazo y no hay que dejar de hacerlo en la época de la lactancia. Con ello, conseguiremos cubrir los requerimientos nutricionales, las necesidades del futuro bebé y, por último, aseguraremos la buena calidad de la leche materna.

Deportes recomendables

Por último, pero no menos importante, abordaremos el ejercicio físico. Mantenerse activa siempre reporta beneficios, para las mujeres embarazadas no tiene por qué ser diferente. Siempre y cuando no exista una contraindicación médica, es muy importante mantenerse activa.

El ideal es un ejercicio físico aeróbico que no sea demasiado exigente, que no supere las 140 pulsaciones por minuto, que sea posible practicarlo durante al menos media hora seguida y que no comporte un riesgo de pérdida del equilibrio o caída. Este tipo de ejercicio:

➡ Tonifica la masa muscular y ósea.

➡ Previene el sobrepeso.

➡ Consigue plasticidad muscular y articular para abordar el parto, y con menos asistencia instrumental.

➡ Aumenta la capacidad del niño al estrés que supone el momento del parto.

Natación

Sin duda se trata del ejercicio ideal a practicar durante el embarazo.

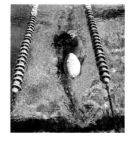

• Es un deporte muy completo, que implica el trabajo de diferentes grupos musculares.

• Es un ejercicio aeróbico, que cada una puede practicar a su nivel y que no exige una formación previa muy complicada.

• Por último, ayuda a prevenir o aliviar el dolor de espalda.

En el agua no pesas y te mueves mucho más ágilmente, no puedes perder el equilibrio y caerte y, conforme va avanzando el embarazo, puedes ir adaptando la intensidad de tu entrenamiento a tu estado de forma.

Bicicleta estática/elíptica

Es un deporte completo, que implica el trabajo de diferentes grupos musculares.

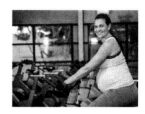

Es un ejercicio aeróbico que cada uno puede practicar a su nivel específico y que no precisa una formación previa muy complicada.

Un posible inconveniente es que, cuando el embarazo está avanzado, puede resultar incómodo montar en bicicleta. Por tanto, es más apropiado practicarlo en el 1.er y 2.º trimestre de embarazo.

Caminar

- Ideal para embarazadas que no hayan practicado deporte antes.
- Caminar media hora al día, a buen ritmo, como mínimo 3 días a la semana.
- Hacia el final del embarazo puedes notar una presión en las caderas que te resulte incómoda, y si sufres dolor de espalda este no va a mejorar.

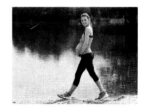

Yoga/pilates

- Ganarás en elasticidad, equilibrio y capacidad de relajación.
- Aprenderás a respirar y a controlar tu musculatura, algo esencial para el parto.
- Es recomendable combinar con un ejercicio más cardiovascular, como pueden ser la natación o la bicicleta.

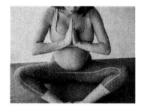

Por el simple hecho de practicar ejercicio durante el embarazo se reduce en un 40% el riesgo de desarrollar diabetes gestacional, hipertensión y preeclampsia; y no influye en el riesgo de parto pretérmino o de dar a luz a un recién nacido pequeño.

Molestias más habituales

Entre las más comunes, destacan: náuseas, acidez, insomnio, cansancio y apatía.

Las **náuseas** no las sufren todas las embarazadas, pero sí un porcentaje muy elevado. Cuando las náuseas y los vómitos son muy frecuentes y no cesan, se denominan hiperémesis gravídica, un cuadro clínico que hay que vigilar ya que puede conllevar deshidratación. Puede ayudar a su mejoría comer menos y de forma más frecuente. Las infusiones de jengibre también pueden contribuir a evitar las náuseas. Con frecuencia, los alimentos sólidos se toleran mejor que los líquidos. Sin embargo, el agua con gas puede ser de ayuda en algunas ocasiones.

La **acidez de estómago** es más bien una molestia que suele aparecer hacia finales del segundo trimestre o inicios del tercer trimestre de embarazo. Hay que evitar los alimentos demasiado grasos. No tratar de dormir ni estirarse en la cama inmediatamente después de la ingesta. A menudo se encuentra mejoría con productos lácteos como el kéfir, que además es positivo para nuestra flora intestinal.

La **apatía, el cansancio y el insomnio** se pueden dar desde el inicio del embarazo. Alguna infusión relajante y digestiva ayudará a mejorar la digestión y el malestar que puede desencadenar el insomnio. Tomar un vaso de leche tibia, como a veces nos decían nuestras abuelas, contribuirá a conciliar el sueño.

ALIMENTACIÓN EN LA LACTANCIA

La alimentación durante este período ha de continuar siendo equilibrada y variada, pero debe de hacer especial énfasis en cubrir los requerimientos aumentados de prácticamente todos los nutrientes:

➡ La madre necesitará un aporte extra de unas 500 kilocalorías/día para lactar. Este incremento vendrá de la alimentación y de las reservas que se han ido acumulando durante todo el embarazo.

➡ Aumentar los requerimientos de proteína en 25 g/día, con los que la madre llegará a unos 68 g/día. El 12-20% de este aumento debe estar constituido por proteína de alto valor biológico.

➡ Aporte extra de calcio de 700 mg/día a base de productos lácteos, semillas, pescado en conserva.

➡ Mantener una buena hidratación; entre 2,5-3,5 l/día de líquidos.

➡ Aporte extra de ácido fólico de 100 μg/día, que lo encontraremos en semillas y pescado en conserva.

➡ Cuidar el aporte de vitamina D.

➡ Moderar la ingesta de sal.

➡ Controlar el consumo de alimentos como alcachofas, ajos, cebollas, coles, espárragos, pimientos, puerros, repollo, etcétera, que pueden cambiar las características de la leche materna.

➡ Moderar el consumo de azúcar.

➡ Evitar estimulantes como el café y el té.

➡ La ingesta de hidratos de carbono ha de ser de unos 210 g/día. Aportan calorías y vitaminas, y si, además, hacemos alguna ingesta de integrales, incorporaremos fibra, que ayuda a evitar el estreñimiento.

➡ Hay que vigilar la ingesta de ácidos omega-3, y tenerla presente en la alimentación. Este ácido graso lo encontramos en el pescado azul, el aguacate, las legumbres, el aceite de oliva, los frutos secos y las semillas. Pero a veces con la alimentación no llegamos a cubrir los requerimientos de este ácido y es necesario tomar algún complemento nutricional que nos ayude a conseguirlos.

Algunos nutrientes que contiene la leche materna dependerán de la dieta de cada día:

✓ Vitamina B1: pescado, semillas, frutos secos y pan.

✓ Vitamina B2: queso, almendras, frutos secos, carne roja, pescado azul y huevos.

✓ Vitamina B12: marisco, hígado, pescado y azul, y cangrejo.

✓ Colina: huevos, hígado de ternera, pollo, pescado y cacahuetes.

✓ Vitamina A: batata, zanahoria, hoja verde, vísceras y huevos.

✓ Vitamina D: aceite de hígado de bacalao, pescado azul, setas y alimentos fortificados.

✓ Selenio: nueces de Brasil, marisco, pescado, trigo integral y semillas.

- ✓ Yodo: algas, bacalao, leche y sal yodada.
- ✓ Folatos: alubias, lentejas, verduras de hoja verde, espárragos y aguacate.
- ✓ Calcio: leche, yogur, queso, verduras de hoja verde y legumbres.
- ✓ Hierro: carne roja, cerdo, aves, marisco, alubias y verduras de hoja verde.
- ✓ Cobre: marisco, cereales integrales, frutos secos, alubias, vísceras y patata.
- ✓ Zinc: ostras, carne roja, aves, alubias, frutos secos y lácteos.

6

LA MENOPAUSIA:
UN VIAJE CON MALA PRENSA
PAUTA NUTRICIONAL PARA COMBATIR
LOS SÍNTOMAS NO DESEADOS

INTRODUCCIÓN

Luciana Bergamaschi
Dexeus Mujer

La menopausia puede ser una etapa muy enriquecedora para ti en la que, a través de esa «llamada a despertar» que hace tu cuerpo, centres tus energías en ti y en cuidarte. Si la alimentación es la base de la salud, aún lo es más en la menopausia.

En este capítulo descubrirás la importancia de la alimentación para manejar algunos de los síntomas de esta etapa, así como para prevenir enfermedades futuras.

Muchas de las enfermedades crónicas más comunes en la sociedad actual (enfermedades del corazón, accidentes cerebrovasculares, diabetes, obesidad, síndrome metabólico, enfermedad pulmonar obstructiva crónica y algunos tipos de cáncer) comparten factores de riesgo semejantes, sobre todo en lo que se refiere a tres conductas modificables también relacionadas con el estilo de vida: el tabaquismo, una dieta poco saludable y la inactividad física. Las 4 reglas de oro son:

➡ Mantencr un peso saludable   ➡ Seguir una dieta saludable

➡ Hacer ejercicio regularmente   ➡ No fumar

Si tenemos en cuenta que las enfermedades crónicas no transmisibles matan a 41 millones de personas cada año, lo que equivale al 71% de las muertes que se producen en el mundo, es fácil comprender el poder que tenemos en nuestras manos a través de la alimentación.

En la etapa de la transición menopáusica se producen los mayores cambios, y en este capítulo entenderás por qué tu cuerpo se transforma y cómo influye la nutrición en este período de la vida. Pueden aparecer muchos síntomas, aunque esto no significa que vayas a tenerlos todos ni mucho menos, ya que algunas mujeres notan solo ligeras variaciones. También es importante remarcar que la duración de los síntomas varía de mujer a mujer.

Sofocos
(cuando aún tienes reglas pueden aparecer solo alrededor de esos días)

Menor impulso sexual

Reglas irregulares, intermitentes, más frecuentes

Hinchazón

Sensibilidad en los pechos

Cambios de humor
(depresión o irritabilidad), sobre todo antes de la regla

Aumento de peso

Dolores de cabeza antes de la regla

Piel más grasa con tendencia acneica

Tabla 6.1. *Síntomas de la menopausia.*

¿Por qué engordamos en esta época? ¿Qué sucede con nuestro cuerpo? Las hormonas desempeñan muchas funciones en nuestro organismo, y tanto los estrógenos como la testosterona influyen en el metabolismo y en la apariencia física.

Los estrógenos ayudan a nuestro cuerpo a tener formas «femeninas», la conocida «forma de pera», es decir, tenemos tendencia a guardar las reservas de grasa en la región glútea. Sin embargo, cuando los niveles de estrógenos disminuyen a causa de la menopausia, la grasa cambia su distribución corporal y muestra más tendencia a acumularse en la región abdominal («forma de manzana»).

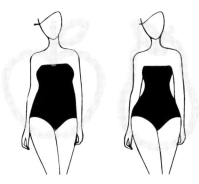

Figura 6.1 *Diferencia de la distribución de la composición corporal durante la menopausia.*

Numerosos estudios han demostrado que al disminuir los estrógenos se reduce el gasto energético, es decir, necesitamos menos alimento para hacer funcionar nuestro cuerpo. Además, la grasa tiene tendencia a acumularse en la región abdominal, pero no solo en la barriga sino también entre los órganos internos (un tipo de grasa especialmente peligroso). Piensa que tu metabolismo disminuye un 20% de promedio, lo que significa que tu cuerpo necesita un 20% menos de energía para funcionar que antes de la menopausia.

En este capítulo encontrarás diferentes consejos y recomendaciones para mantenerte saludable sin renunciar a disfrutar de la comida.

Webs útiles:

**Asociación Española para el Estudio de la Menopausia:
www.aeem.es**

**Organización Mundial de la Salud:
www.who.org**

ALIMENTACIÓN Y MENOPAUSIA

Según se concluye de las explicaciones anteriores de mi compañera y amiga, unos hábitos de alimentación saludables, mantener una dieta equilibrada y variada, el ejercicio y el descanso serán las claves para disfrutar de una buena calidad de vida. Todo ello es aplicable a cualquier etapa en la vida de una mujer y en la menopausia, con-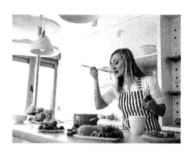
cretamente, nos puede ayudar a disminuir los malestares propios de dicha fase vital, así como a prevenir otras patologías. La menopausia es una época de cambios biológicos, físicos, emocionales, como oportunamente nos indicaba en la Introducción de este capítulo Luciana Bergamaschi, especialista en ginecología.

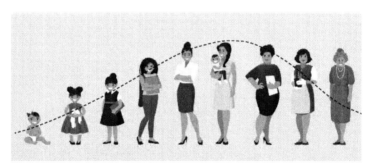

Figura 6.2 *Curva de la evolución de las necesidades energéticas a lo largo de la vida de una mujer.*

¿Qué ocurre en esta época?

A partir de los 40 años, se observarán modificaciones en la conducta alimentaria, en las necesidades energéticas, que van a disminuir, en la composición corporal que también va a cambiar con una nueva distribución de las grasas y de la parte magra (músculo), probablemente acompañado todo ello en la mayoría de los casos por un incremento de peso.

En esta época empiezan a aflorar patologías asociadas como la hipercolesterolemia, la hipertensión arterial y la diabetes. También aumenta el riesgo de sufrir osteoporosis, debido a una disminución de las hormonas sexuales femeninas que produce una progresiva descalcificación ósea con posibles repercusiones serias, ya que incrementa el riesgo de sufrir fracturas con cierta facilidad. No cabe duda de que la alimentación será de gran ayuda para la prevención de estos factores de riesgo.

El principal objetivo de la alimentación

Reducir los factores de riesgo será, sin duda, el principal objetivo en esta fase.

La dieta mediterránea es el mejor patrón a seguir en nuestra alimentación, basada en el consumo de cereales (mayoritariamente integrales), verduras, hortalizas, frutas, legumbres, productos lácteos y en un moderado consumo de alimentos de origen animal.

Una **dieta con un reordenamiento lipídico** y el **ejercicio físico** serán unas herramientas importantes para disminuir y prevenir el aumento de la mortalidad por enfermedad asociada a esta época y, por supuesto, para el control del aumento de peso.

No nos podemos olvidar del AGUA, algo que a menudo hacemos. En la menopausia, el mecanismo de la sed no funciona al cien por cien y dejamos de sentir en cierta medida la necesidad de beber.

Sin embargo, hay que recordar que el agua es necesaria para todo: facilita la digestión, elimina las toxinas, alivia el estreñimiento y mejora la retención de líquidos. Ocho vasos de agua al día sería la dosis mínima recomendable. Pero es cierto que, en esta época, debido a la laxitud de los tejidos, el suelo pélvico sufre 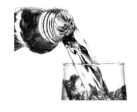 ciertas modificaciones y empiezan a aparecer las molestas pérdidas de orina. Así que la ingesta de agua la haremos poco a poco, a lo largo de todo el día hasta más o menos las 17 horas, para minimizar el número de idas y venidas nocturnas al baño. Asimismo, aconsejamos ir al baño cada 3 horas, aunque no exista la sensación de urgencia de micción.

Recomendaciones alimentarias

➡ Hay que cuidar la calidad de la **grasa** que se ingiere: evitar las grasas saturadas de origen animal que encontramos principalmente en embutidos y beicon, así como mantequilla, nata, productos de pastelería, bollería…, ya que lo único que nos reportarán es un aumento de peso y la aparición de colesterol.

El **pescado azul** es importantísimo (rico en grasas omega-3). Hay que potenciar el consumo semanal e incluir en la dieta las grasas insaturadas (frutos secos) y monoinsaturadas como el aceite de oliva virgen extra. Las grasas no deberían superar el 30-35 % de las calorías totales. Los alimentos ricos en omega-3 han de estar muy presentes en nuestra dieta.

➡ Consumir diariamente **frutas** y **verduras frescas** de temporada y proximidad que nos aportarán vitaminas, minerales y fibra.

➡ Incluir en la dieta los **hidratos de carbono complejos** (cereales integrales, arroz, pasta, patata, pan integral) y evitar los **simples** (mono y disacáridos). No deben superar el 10% de las calorías totales sobre todo si existe sobrepeso o diabetes.

➡ Disminuir la **cantidad total de comida**, respetando los horarios y evitando así las hipoglucemias. La proporción de energía diaria podría repartirse del siguiente modo: 20% en el desayuno, 5-10% a media mañana, 40% en la comida, 5-10% a media tarde y 30% en la cena. La ingesta a media mañana y a media tarde no son obligadas.

➡ Aporte suficiente de **fibra**, 20-35 g/día.

➡ **Las proteínas**. Preferiblemente de pescado y huevo. Limitar el consumo de carne roja, y apostar por la carne blanca, extrayendo la grasa visible.

➡ El **calcio** es el protagonista en la prevención de la osteoporosis/osteopenia. Un mayor aporte de calcio es fundamental en esta etapa para forzar su asimilación a través del intestino y evitar que la pérdida de masa ósea sea más severa.

Los lácteos y derivados son alimentos ricos en calcio. Las bebidas vegetales deberán estar fortificadas en calcio y vitamina D, y no contener azúcares añadidos. El calcio también está presente en semillas (lino, chía, cáñamo), judías verdes, grelos, brócoli, boc choy, zumo de naranja, almendras crudas. Las sardinas enlatadas son otra buena fuente de calcio.

➡ La **vitamina D**, imprescindible en el mecanismo del calcio, facilita la fijación del mismo. La encontramos en la leche entera y en la yema de huevo. La exposición solar diaria de unos 15 minutos sin protección solar puede favorecer la síntesis de vitamina D.

➡ Un buen descanso diario de 7-8 horas es ideal. Los alimentos que contienen triptófano ayudarán a conciliar el sueño, por ejemplo, yogur, plátano, leche.

➡ Las preparaciones culinarias prioritarias son: al vapor, horno, papillote o plancha. Evitar los fritos, rebozados, guisos, salsas o sofritos grasos.

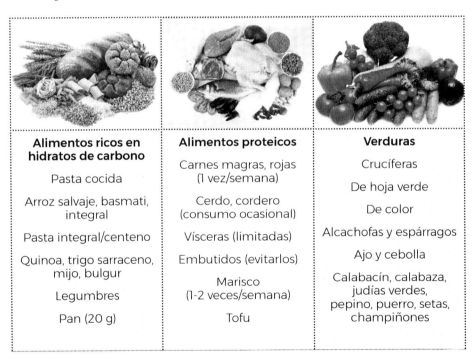

Alimentos ricos en hidratos de carbono	Alimentos proteicos	Verduras
Pasta cocida	Carnes magras, rojas (1 vez/semana)	Crucíferas
Arroz salvaje, basmati, integral	Cerdo, cordero (consumo ocasional)	De hoja verde
Pasta integral/centeno	Vísceras (limitadas)	De color
Quinoa, trigo sarraceno, mijo, bulgur	Embutidos (evitarlos)	Alcachofas y espárragos
Legumbres	Marisco (1-2 veces/semana)	Ajo y cebolla
Pan (20 g)	Tofu	Calabacín, calabaza, judías verdes, pepino, puerro, setas, champiñones

Figura 6.3 *Clasificación de los alimentos según los macronutrientes que contienen.*

Alimentos que aumentan el nivel de estrógenos

La falta de estrógenos es el principal causante de muchas de las cosas que suceden en este período de nuestra vida. Podemos buscar en la alimentación esos estrógenos, que por su origen externo en verduras y frutas se denominan «fitoestrógenos». Aunque su efecto es más leve que el de los estrógenos endógenos, en cualquier caso es beneficioso.

Alimentos como el limón, la naranja, el pimiento, el apio, la cebolla, las manzanas y el perejil contienen fitoestrógenos, al igual que los siguientes:

➧ Isoflavonas: frijoles, soja, trébol rojo, sésamo, cerveza, kudzu

➧ Cumestanos: trébol rojo (infusión), guisantes, frijoles

➧ Lignanos: lino, sésamo, soja, verduras crucíferas (brócoli, col, coliflor), albaricoque, fresas

➧ Prenilflavonoides: el lúpulo que contiene la cerveza

➧ Estilbenos: piel y hueso de la uva (por el resveratrol)

Lo que debemos evitar

➧ La siesta de más de 15-20 minutos.

➧ Los estimulantes como el café o el té por la tarde.

➧ Bebidas azucaradas, refrescos.

➧ Las cenas copiosas y a horas tardías. No abusar del jamón, queso, beicon o tomate ya que contienen tiamina, activan la actividad cerebral y no ayudan a conciliar el sueño.

➧ Las verduras y frutas crudas por la noche.

➧ Los edulcorantes.

➧ La soja.

➧ Los líquidos en exceso durante las tres horas antes de irte a dormir.

➧ Comer si te despiertas a medianoche.

➧ Los postres. En todo caso, un yogur natural para cerrar la ingesta, si es necesario.

Mantener el peso adecuado en la menopausia

Mantener el peso adecuado es fundamental, ya que contribuye a la disminución de otras patologías. Para ello, hemos de tener en cuenta el requerimiento calórico, la edad, la altura y el sexo de cada persona.

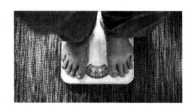

También es cierto que, durante el proceso de envejecimiento, todas fabricamos menos testosterona (hormona masculina), lo que provoca aumento de peso y la posibilidad de desarrollar patologías asociadas como la diabetes, entre otras enfermedades. El menor nivel de testosterona es también responsable del estado anímico, el cansancio, la apatía, la depresión, la disminución de la libido, el insomnio y los fallos de la memoria.

Las mujeres menopáusicas necesitan conservar unos buenos niveles de hormona masculina para asegurar un nivel de estrógenos adecuado. Se ha de intentar recuperar los niveles de serotonina, que nos facilitaban los estrógenos y que nos permitían dormir bien y disfrutar de un sueño reparador.

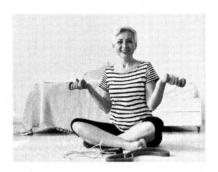

El ejercicio físico es la herramienta más fiable, aparte de la dieta, para conseguir controlar el peso. El ejercicio moderado y realizado cada día se asocia con la disminución de los niveles de colesterol total, triglicéridos, LDL-colesterol y de presión arterial. Por el contrario, la inactividad tiene un efecto negativo sobre la densidad ósea y la pérdida de la misma. Es necesario realizar ejercicios de fuerza, como por ejemplo hacer pesas, o ir por caminos en los que se necesite mejorar la fuerza intercalando subidas o escaleras. Ir a caminar no es suficiente, sin embargo, si lo hacemos en horas de sol, nos abastecemos de vitamina D.

Los sofocos

Está descrito que el 80% de la población femenina sufrirá sofocos en la menopausia, una época que en algunos casos se puede prolongar hasta unos 10 años. También está descrito que existe un factor genético. El aumento de peso y la obesidad predisponen a que los sofocos y las sudoraciones nocturnas surjan con mayor frecuencia e intensidad. No obstante, según los diversos autores, se desconoce si perder peso puede disminuir el riesgo de padecerlos.

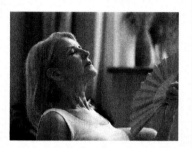

Si disminuyen los estrógenos, disminuyen también la serotonina y la noradrenalina, lo cual produce alteraciones en la regulación de la temperatura corporal y hace que las mujeres tengamos sudoraciones diurnas y nocturnas a la vez que sofocos durante la menopausia. Por lo tanto, los sofocos no dependen directamente de la falta de estrógenos, sino de la menor activación de un receptor de la serotonina.

Para reducir estos efectos secundarios solo hace falta mejorar los niveles cerebrales de serotonina. Para ello hay plantas como la cimicifuga, el kudzu, la kava, el regaliz (¡cuidado las hipertensas!), o la angélica de la China. Se pueden tomar individual o conjuntamente y se pueden encontrar en los herbolarios.

A continuación, se expone una tabla resumen con algunas plantas que ayudarán a mejorar algunos de los síntomas de la menopausia.

SÍNTOMA	PLANTA
Sofocos	Trébol rojo, cimcifuga (no usar con tratamiento hormonal sustitutivo), salvia, lúpulo
Ansiedad e insomnio	Pasiflora, valeriana, melisa, lúpulo, espino blanco
Mejora de la circulación	Ginkgo biloba (no tomar con anticoagulantes, si se sufre epilepsia, y si hay una intervención quirúrgica), hamamelis, castaño de Indias, vid roja

Mantener niveles adecuados de colesterol y triglicéridos	Ajo, aceite de pescado, glucomanano, hispagula, gugulo o gugulón (no indicado en hipertiroidismo; interacciona con la medicación para la tensión y las arritmias)
Falta de ánimo	Hipérico, maca andina
Sequedad de la piel, envejecimiento cutáneo	Aceite de onagra (no indicado en epilepsia, anticoagulantes ni cirugía)
Envejecimiento y aumento de peso	Té verde, té matcha
Envejecimiento y deterioro cognitivo	Carotenoides, resveratrol (uva morada)

Tabla 6.2. *Plantas que mejoran los síntomas de la menopausia.*

La menopausia no deja de ser un viaje personal e intransferible que será diferente para cada una de nosotras, ni mejor ni peor, pero sin duda es una etapa de nuestra vida con muchas alteraciones y cambios a los que debemos prestar atención si no queremos pagar las consecuencias.

Quiero acabar este capítulo con una frase de un colaborador de Sigmund Freud, que resume perfectamente la actitud que debemos tener ante todos esos cambios frente a los que podemos sucumbir:

«*… No soy lo que me pasa, soy todo aquello que tengo por hacer…*».

Carl Gustav Jung

Ahí os lo dejo, pensad en ello…

7

CÓMO MANTENER EL PESO DESEADO DESPUÉS DE SEGUIR UNA DIETA

EL AYUNO INTERMITENTE COMO OPCIÓN

Hemos alcanzado nuestro objetivo y, por fin, vemos el peso deseado reflejado en la báscula. Pero, a partir de ahora, ¿cómo nos mantenemos?

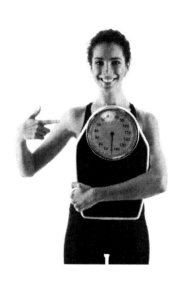

Hacer dieta para algunas de nosotras es una costumbre, para otras ha sucedido en contadas ocasiones y, aun para otras, nunca. Algo tan sencillo como el mantenimiento del peso se convierte a menudo, por no decir siempre, en una tarea muy complicada. Esta dificultad dependerá principalmente de varias cuestiones: de la dieta que hayamos seguido, de las restricciones a las que hayamos estado sometidas y de los alimentos que hayamos suprimido de nuestro día a día o, todo lo contrario, de los que hemos introducido en nuestra dieta porque tocaba hacerlo, o sencillamente porque alguien nos ha dicho que debíamos consumirlos.

¿CÓMO DEBERÍA SER UNA DIETA DE MANTENIMIENTO?

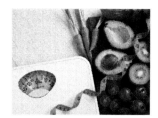

➡ Se trata, ante todo, de haber aprendido a comer de una forma equilibrada y variada, y de saber reconocer cuáles son los alimentos de ingesta ocasional, y cuáles los de consumo diario.

➡ Tener claras las frecuencias de ingesta de cada uno de los grupos de alimentos y las raciones que debemos comer.

➡ Cocinar apropiadamente los alimentos elegidos en cada ingesta.

➡ Mantenernos bien hidratadas; el agua es fundamental para el perfecto funcionamiento del organismo.

➡ Evitar consumir alcohol con frecuencia.

➡ Intentar compensar las situaciones que no están en la rutina de unos buenos hábitos.

➡ Controlar el peso 1 vez a la semana, si puede ser a la misma hora y el mismo día. El peso está sujeto a muchas fluctuaciones y en la mujer, sobre todo, a los diferentes momentos hormonales del mes.

➡ La báscula no debe convertirse en una obsesión, ni durante la época de dieta ni durante la época posterior. Mantener una fluctuación del peso de 1-2 kilos está bien, ya que no se puede perseguir una estabilidad del peso eternamente exacta.

➡ A diferencia de la época de la dieta, ahora vamos a disponer de cierta libertad ya que no estamos sometidas a la presión de un menú cerrado.

➡ Mantenerse activas es un hábito de inversión de futuro durante la dieta y una herramienta para el control del peso durante el mantenimiento. La actividad física es un factor que nos ayuda a evitar la desmineralización de los huesos.

➡ Descansar bien. El descanso debería oscilar entre las 7-8 horas/día. El descanso nos ayuda a controlar el estrés y a mejorar la capacidad de concentración diaria y del control del peso.

Una buena opción para ayudar a mantener el peso es el ayuno. ¿Quién no ha oído hablar del ayuno en algún que otro momento? Se habla de ayuno intermitente, prolongado, etcétera.

EL AYUNO

El ayuno no es más que la ausencia de ingesta durante un periodo de tiempo determinado. La práctica del ayuno, como tal, forma parte de diversas religiones y sociedades desde el inicio de la civilización. El hombre ayunaba siempre, y dejaba de ayunar cuando tenía comida. Era mucho el tiempo que los hombres pasaban buscando comida para ellos y para sus familias. En ausencia de caza, no se comía y la gente se mantenía con las reservas generadas en épocas anteriores Como veis, el ayuno no es nuevo. Ya en épocas prehistóricas el hombre practicaba ayunos intermitentes. En aquella época era por necesidad. También encontramos en la actualidad ayunos por razones religiosas, como ocurre con la población musulmana que sigue el Ramadán a lo largo de 30 días cada año.

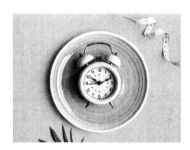

Son muchos los beneficios que se atribuyen a la práctica de este tipo de técnica nutricional, aunque cuando alguien se decide a llevarla a cabo debería estar tutelado por un profesional. Esta técnica no se puede proponer a nadie que no sepa comer equilibrada y correctamente.

Contraindicaciones

Hay situaciones en las que el ayuno está contraindicado de entrada. Son las siguientes.:

➡ **Embarazo.** Durante el embarazo se duplican las necesidades energéticas, tanto para la futura madre como para el futuro bebé y, por tanto, el ayuno no está justificado.

➡ **Lactancia.** Es una situación similar al embarazo, pero con ciertos matices. Durante el ayuno se produce un movimiento de toxinas que tienden a acumularse en las reservas de materia grasa y es de allí de donde se obtienen los componentes de la leche materna. Si se practica el ayuno durante la lactancia, se puede afectar a la cantidad y a la calidad de la leche materna.

➡ Si existe **anemia**.

➡ Si se ha padecido **un trastorno de conducta alimentaria**.

➡ Durante el **ciclo menstrual**, hay una disminución del nivel de estrógenos en los días cercanos a la regla, lo que normalmente coincide con un mayor apetito. Es una época de estrés que, si coincide con un ayuno, indudablemente vamos a aumentarlo. Por tanto, no es el mejor momento para realizar ayuno. Se ha de ir practicando y decidiendo cuál es el mejor período para ponerlo en práctica.

Beneficios

Está descrito que el ayuno nos ayuda en el control del peso gracias a varios factores, entre ellos la disminución de la inflamación crónica generada por los alimentos ultraprocesados, el alcohol, la contaminación y otros elementos negativos, así como el refuerzo del sistema inmunitario e, incluso, se han descrito beneficios preventivos ante enfermedades degenerativas como el alzhéimer.

Cuando se inicia un período de ayuno, se desencadena un mecanismo denominado «autofagia» (capacidad de reciclaje del organismo) que mejora y aumenta la capacidad depurativa del organismo. También optimiza la hormona de crecimiento que reduce el estrés oxidativo y ayuda a controlar el nivel de colesterol y de la glucosa en sangre. Es una medida práctica en la que eres tú quien elige cuántas horas durará el ayuno y en qué franja horaria lo realizarás.

Mitos

➡ Se acaba comiendo más al final del día: falso, si se hace correctamente.

➡ Peligro de pérdida de masa muscular: falso.

No desayunar nos puede llevar a la inanición: falso, nadie se muere de hambre si no desayuna.

Pautas

Dicho todo esto, se ha de elegir y planificar bien el modelo o la pauta que vamos a seguir en las horas de ayuno, que pueden variar (si hablamos de ayuno intermitente) entre las 12-14-16-18-24 horas, y establecer cuál será la última hora de ingesta antes del ayuno y la primera después de este. Para ello, hemos de tener en cuenta nuestras rutinas y nuestros horarios. Por otra parte, el ayuno ha de instaurarse de forma progresiva.

El siguiente paso es saber qué podemos comer y qué no en cada una de las etapas: las llamaremos «ventana de ingesta» y «ventana de ayuno», según si comemos o no durante las mismas.

Ventana de ingesta

- Verduras
- Frutas
- Hortalizas
- Legumbres
- Alimentos de origen animal
- Cereales integrales
- Aceites
- Semillas
- Frutos secos

En esta franja de ingesta también podemos tomar algún licuado. El contenido del licuado tendrá que ser un 30% de fruta (manzana, naranja, piña) y un 70% de vegetal (pepino, espinaca, apio, zanahoria, calabacín, etcétera).

Se han de elegir bien las proporciones adecuadas de los macronutrientes en la ventana de ingesta según la constitución física de cada uno. Por ejemplo, si nos parecemos más a Don Quijote, la distribución será del 50% en frutas, verduras y hortalizas y el otro 50% se repartirá a partes iguales entre las proteínas, las grasas y los hidratos de carbono. Pero si tenemos una complexión más cercana a Sancho Panza, el 50% de la ingesta corresponderá igualmente a frutas, verduras y hortalizas, mientras que las proteínas y las grasas ocuparán una proporción semejante (20%) y, en cambio, los hidratos de carbono se verán reducidos en la distribución a un 10%, aproximadamente.

Para obtener el máximo rendimiento de esta técnica nutricional, en esta ventana de ingesta hemos de ingerir comida real, nada de alimentos procesados y, además, hay que hidratarse correctamente.

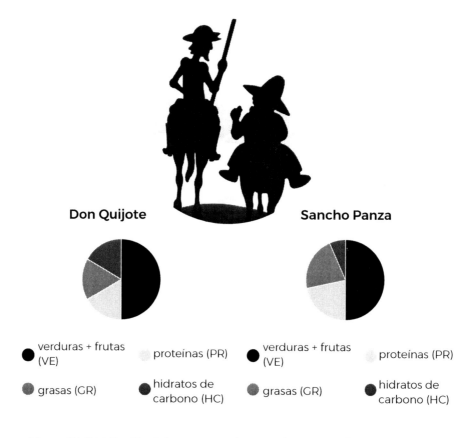

Figura 7.1 *Distribución de los macronutrientes según constitución para Don Quijote y Sancho Panza.*

Un ejemplo de **menú diario** podría ser el siguiente:

Desayuno: tostadas integrales (HC) con aguacate (GR) y huevo duro (PR). Se podría acompañar de un café solo o de una infusión, o incluso de un poco de bebida vegetal (avena, coco, almendras...).

Comida: ensalada/verdura (VE) + quinoa/arroz integral (HC), pescado/huevo/legumbres, carne de aves de corral (PR) + aceite de oliva/ de coco, semillas, aguacate (GR) y un poco de sésamo.

Merienda: fruta/muesli/frutos secos.

Ventana de ayuno

Durante la ventana de ayuno, que corresponde al tiempo en que no ingerimos sólidos de ningún tipo, sí es posible tomar algunas bebidas, como café o té, que pueden ir acompañadas de canela o una pequeña cantidad de alguna bebida vegetal, como puede ser avena o coco, pero nunca de azúcar, ni edulcorantes. Para no romper el ayuno no debemos consumir nunca azúcar, miel, alcohol, leche ni sacarina.

Sí podemos tomar agua con algunas hojas de menta, pepino o algunas especias, e incluso agua con gas. A veces, y siempre que apetezca, también podemos tomar caldos vegetales y de huesos.

En ocasiones, no siempre, existe la posibilidad de que aparezcan rampas, dolor de cabeza o estreñimiento. Se debería consultar con el profesional que nos está tutelando en esta etapa para que nos oriente sobre lo que hay que hacer en cada caso. Normalmente, estos problemas se solucionan aumentando la ingesta de agua, un poco de sal y magnesio (citrato o carbonato).

Esta pauta de ayuno debería estar acompañada de actividad física diaria de intensidad moderada a alta.

También existe el **ayuno prolongado,** que consiste en dejar de comer durante varios días y únicamente se ingieren líquidos, concretamente agua. Está técnica puede llevar a la desnutrición y provocar serios problemas de salud. Para empezar, la falta de alimentos que generen energía para que se lleven a cabo los procesos metabólicos del organismo provocará que estos la tomen de la reserva de glucosa y, cuando esta se agote, irán en busca de la energía que producen los ácidos grasos en forma de cuerpos cetónicos, como combustible cerebral, y después tomarán la energía de las proteínas de los músculos. Algunas de las complicaciones derivadas de ello son: mareos, irritabilidad, hipotensión e incluso se pueden desencadenar arritmias. Como veis, nada más lejos de una buena práctica a seguir.

Aunque el ayuno nos ofrece una buena herramienta para la pérdida de peso y muchos otros beneficios que hemos comentado, podríamos aprovechar la ocasión para hacer una reflexión y pensar: ¿qué hacemos cuando ayunamos? Pues restringir la ingesta calórica de nutrientes, lo cual también se podría conseguir con una dieta hipocalórica.

Ambos (ayuno y dieta hipocalórica) favorecen la pérdida de materia grasa. Mientras practicamos el ayuno, la pérdida de grasa dependerá del tipo de comida, de la cantidad que se ingiera en la ventana de ingesta del ayuno y de la actividad física que realicemos. Si el ayuno nos genera más hambre, comeremos más en las horas de ingesta, con lo cual incrementaremos las calorías consumidas y conseguiremos todo lo contrario a perder grasa.

La pérdida de grasa depende de la calidad de la comida y de la cantidad de calorías que ingieras y gastes, así como de otros hábitos de la vida diaria. Los mismos beneficios se pueden lograr con una alimentación basada en verduras, hortalizas, semillas, legumbres, fruta, reduciendo las proteínas de origen animal, consumiendo grasas de buena calidad y practicando actividad física diariamente.

Así pues, si ayunamos, hay que hacerlo bien; no sirve de nada estar 16 horas sin comer, si cuando volvemos a hacerlo nos pegamos unos soberanos atracones. Hay que tener presente que no todo el mundo puede ayunar y que los objetivos alcanzados a través de un ayuno también se pueden conseguir con un tipo de dieta determinada.

Con esta última reflexión, quiero dejar patente que una alimentación saludable y equilibrada junto al ejercicio físico constituyen los hábitos saludables por los que hemos de luchar para mantener una buena calidad de vida. Y, si es necesario, ya tenemos herramientas como el ayuno, que nos permite disponer de un recurso más para conseguir nuestras metas, eso sí, siempre bajo el asesoramiento de un profesional especializado.

8

AFECCIONES FRECUENTES EN LA MUJER Y LA ALIMENTACIÓN ADECUADA

OSTEOPENIA/OSTEOPOROSIS, ESTREÑIMIENTO, INFECCIONES VAGINALES Y MIGRAÑA

OSTEOPENIA/OSTEOPOROSIS

Pascual García Alfaro

La osteoporosis es una enfermedad que se caracteriza por una pérdida progresiva de la densidad mineral del hueso y un deterioro de su estructura. Estos hechos provocarán que los huesos se vuelvan más frágiles y, como consecuencia, se favorecerá la aparición de fracturas.

Es una enfermedad silente ya que no produce dolor y, en muchas ocasiones, su aparición se descubre después de sufrir una fractura.

La osteopenia se caracteriza por una densidad ósea anormal pero no tan baja que se pueda definir como osteoporosis.

Calcio

La importancia del calcio

El calcio es un mineral que obtenemos principalmente de la dieta y es el componente principal del hueso. Es vital para el organismo, puesto que, además de fortalecer los huesos, es necesario para el buen funcionamiento del corazón, los músculos y también interviene en el proceso de la coagulación de la sangre.

Una dieta equilibrada suele aportar la cantidad diaria suficiente del calcio que necesitamos. Esta oscila entre 1000 y 1200 mg. Del total del calcio ingerido con la dieta o como suplemento, se absorbe netamente un 20-35% en el intestino delgado.

Los principales alimentos ricos en calcio lo representan los lácteos (leche, yogur, queso...), las verduras verdes (acelgas, col...), los frutos secos (almendras, avellanas, nueces...) y las legumbres, pero también está presente en otros muchos alimentos (ver tabla 8.1).

CALCIO (MG/100G PRODUCTO COMESTIBLE)	
Queso Emmental	1185
Queso manchego	765
Boquerones	500
Sardinas en lata	407
Queso de Burgos	338
Anchoas en aceite	261
Almendra	248
Tofu	200
Avellana	194
Chocolate con leche	164
Higo seco	160
Yogur	140
Pistacho	135
Gambita congelada	130
Petit Suisse	120
Leche	115
Espinacas hervidas	112
Acelgas	110
Batido de soja	100

Tabla 8.1 *Alimentos ricos en calcio.*

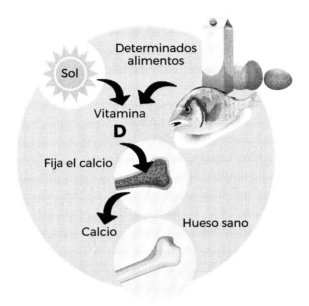

Sol

Determinados alimentos

Vitamina **D**

Fija el calcio

Calcio

Hueso sano

Figura 8.1 *Metabolismo del calcio.*

¿Cuándo se deben tomar suplementos de calcio?

En algunas ocasiones, como ocurre en las personas que tienen intolerancia a la lactosa, en vegetarianos estrictos o, simplemente, en personas a las que nos les gustan los lácteos, puede resultar difícil consumir la cantidad suficiente de calcio con la dieta. En los casos de ingesta insuficiente, sería necesario tomar algún suplemento de este mineral. Los suplementos de calcio se administrarán como un complemento de la dieta y a unas dosis que permitan alcanzar las cifras diarias recomendadas.

Aunque en el mercado se dispone de diferentes tipos de sales de calcio, las más utilizadas son el carbonato de calcio y el citrato de calcio. Se absorben mejor cuando se toman con comida, puesto que la acidez del estómago favorece su absorción. Se recomienda tomar calcio en pequeñas dosis (500 mg por toma) para mejorar su absorción y disminuir los posibles efectos secundarios, como distensión abdominal, flatulencia y estreñimiento.

Cuando se toman suplementos de calcio, se ha de tener en cuenta que los antiácidos disminuyen su absorción.

Vitamina D

La importancia de la vitamina D

La vitamina D pertenece al grupo de las vitaminas liposolubles. Aunque se le llama vitamina, es en realidad una hormona que sintetiza nuestro cuerpo. El 90% de la vitamina D se obtiene por la síntesis cutánea tras la exposición al sol.

La vitamina D tiene una gran importancia en nuestra salud ya que participa en la mineralización del hueso como elemento imprescindible para la absorción del calcio en el intestino ayudando a incorporarlo en las mallas de colágeno procedentes de las proteínas y así fortalecer el hueso. También es fundamental para el buen funcionamiento del sistema inmunitario y de los músculos.

¿Cómo se produce la síntesis de la vitamina D?

Durante la exposición al sol, los fotones de la luz solar provocan en la piel que el dehidrocolesterol se transforme en provitamina D, muy inestable, que rápidamente se convierte en colecalciferol (vitamina D3).

El colecalciferol circula en la sangre unido a proteínas transportadoras. Una parte se deposita en el tejido adiposo y otra se libera en el hígado, donde se produce la primera hidroxilación transformándose en 25 hidroxivitamina D3, que tiene una vida media de 2 semanas; y a nivel renal, tras una segunda hidroxilación, se convierte en 1,25 dihidroxivitamina D3, que es la forma activa y la que actúa en los receptores específicos de la vitamina D (ver figura 8.2).

Se estima que una exposición solar aproximada de 10-15 minutos al día en cara y brazos durante la primavera, verano y otoño basta para mantener los niveles adecuados de vitamina D. Hay que tener en cuenta que, aparte del tiempo de exposición solar, también existen una serie de factores que influyen en la síntesis de la vitamina D como sería la latitud geográfica, el uso de cremas solares o el color de la piel.

En la figura 8.3, se muestran las zonas o los países del mundo situados fuera de las líneas de color negro (por encima del paralelo 35° N y S del Ecuador), en los que sobre todo en invierno, en las primeras horas

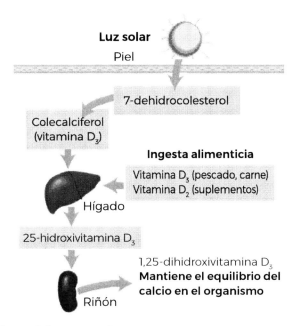

Luz solar
Piel

7-dehidrocolesterol

Colecalciferol
(vitamina D$_3$)

Ingesta alimenticia

Vitamina D$_3$ (pescado, carne)
Vitamina D$_2$ (suplementos)

Hígado

25-hidroxivitamina D$_3$

1,25-dihidroxivitamina D$_s$
**Mantiene el equilibrio del
calcio en el organismo**

Riñón

Figura 8.2 *Síntesis de la vitamina D.*

de la mañana y las últimas de la tarde, los rayos solares entran en la Tierra con un ángulo más oblicuo y la capa de ozono absorbe más fotones, lo que provoca una disminución de la síntesis cutánea de la vitamina D.

Con respecto al uso de las cremas solares, las que tienen un factor protector superior a 8 reducen aproximadamente en un 95% la capacidad de la piel para producir vitamina D. En las personas bronceadas y en las de raza negra, la melanina disminuye dicha síntesis y, por tanto, precisan una mayor exposición solar para obtener unos buenos niveles de vitamina D.

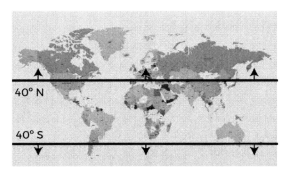

40° N

40° S

Figura 8.3 *La latitud geográfica como factor influyente en la síntesis de vitamina D.*

Alimentos que aportan vitamina D

Los alimentos que más vitamina D aportan son el pescado azul (el salmón, el atún o la sardina). También aportan una cierta cantidad otros alimentos como el hígado de bacalao, la yema de huevo y las setas.

En la actualidad, se dispone en el mercado de alimentos enriquecidos con vitamina D, sobre todo lácteos, que permiten aportar una mayor cantidad de esta con la dieta (ver tabla 8.3).

ALIMENTO	CANTIDAD	VITAMINA D (UI)
Aceite de hígado de bacalao medicinal	1 cucharada	2300
Salmón, enlatado, rosado	100 g	624
Sardinas, enlatadas en salsa de tomate	100 g	480
Margarina, fortificada	100 g	429
Sardinas, enlatadas en aceite	100 g	272
Hongos, shiitake, secos	4 hongos	249
Atún, enlatado en aceite	100 g	236
Caballa, enlatada en aceite	100 g	228
Camarones, langostinos	100 g	152
Arenque ahumado	100 g	120
Leche, fortificada, entera, desnatada	1 taza	92
Leche chocolateada	1 taza	92
Yema de huevo fresco	1	25

Tabla 8.3 *Fuentes de vitamina D.*

Suplementación con vitamina D

Se recomienda suplementar con vitamina D en las situaciones de deficiencia de la misma. La valoración de los niveles de vitamina D se realiza tras la determinación de 25 hidroxivitamina D en sangre. Se consideran niveles normales cuando el valor obtenido es superior a los 20 ng/ml. Para obtener niveles normales de vitamina D en casos de carencia, se recomienda la administración de 800 UI (Unidades Internacionales)/día sin sobrepasar las 2000 UI/día.

Existen ciertos grupos de personas que tienen predisposición a no obtener suficiente vitamina D:

➡ Adultos mayores, porque al exponerse al sol la piel no produce la misma cantidad de vitamina D que en la juventud.

➡ Personas de piel oscura, porque la piel tiene mayor cantidad de melanina y disminuye la capacidad de sintetizar la vitamina D.

➡ Personas obesas, porque la vitamina D se acumula en la grasa. La vitamina D es liposoluble y, por tanto, tiene afinidad por la grasa. Por este motivo las personas obesas suelen tener niveles de vitamina D en sangre más bajos. En estos casos, se recomienda realizar suplementación de dicha vitamina.

➡ Personas con intolerancia al sol o con antecedentes de cáncer de piel, porque se exponen menos al sol y no sintetizan suficiente vitamina D.

Toxicidad de la vitamina D

Los niveles elevados de vitamina D en sangre superiores a 100 ng/ml pueden producir algunos problemas de toxicidad como náuseas, vómitos, pérdida de apetito, estreñimiento y debilidad.

Otros nutrientes que fortalecen los huesos

Para mantener unos huesos sanos, aparte del calcio y la vitamina D, es importante una ingesta diaria suficiente de **proteínas** (1 g/kg de peso). Se recomienda que tomen suplementos proteicos las personas que no tengan una ingesta adecuada (sobre todo las mayores) o las que tengan una masa muscular disminuida.

Además, existen otros nutrientes como la vitamina C, la vitamina K y el magnesio que son especialmente relevantes para los huesos, por lo que es importante una ingesta adecuada de los mismos.

Cuando promovemos una dieta rica en calcio no queremos decir que tengamos que tomar leche y sus derivados en cantidades extraordinarias. Existen alimentos como las judías verdes, las almendras, el brócoli, el pescado azul, el sésamo y la chía que tienen un contenido de calcio particularmente alto sin ser lácteos.

ESTREÑIMIENTO

¿Quién no ha sufrido algún episodio de estreñimiento en su vida? A veces, el enfrentamiento a situaciones nuevas, un cambio de estilo de vida, la toma de algún medicamento o incluso el padecimiento de alguna patología pueden ser factores decisivos a la hora de padecer estreñimiento. Todas estas circunstancias nos pueden provocar 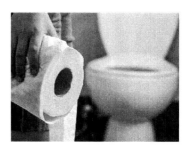 un estreñimiento denominado «funcional», aunque también existe el estreñimiento crónico cuando se cumplen los criterios de Roma III: si se requiere un esfuerzo intenso para defecar, si las heces son duras, si no se consigue una evacuación completa y si la frecuencia deposicional es inferior a 3 veces a la semana.

¿Quién tiene más probabilidades de sufrir estreñimiento?

En Occidente, el estreñimiento se da en el 10-20% de la población. Es más frecuente (más del doble) en las mujeres que en los hombres, especialmente en las embarazadas, incluso después del parto, y en las mujeres que ingieren poca fibra.

Existen determinados medicamentos que puntualmente pueden producir un episodio de estreñimiento: antiácidos (aluminio y calcio), anticolinérgicos, antiespasmódicos, anticonvulsivantes, bloqueadores de los canales del calcio, diuréticos, suplementos de hierro, medicación para el Parkinson, analgésicos, narcóticos y antidepresivos. Determinadas dietas también comportan en ocasiones episodios de estreñimiento.

Asimismo, hay situaciones que causan variaciones en el ritmo deposicional: un cambio de vivienda, un viaje, el envejecimiento, cambios en la dieta en cuanto a contenido y cantidad.

Por otra parte, hay patologías que también comportan dicha alteración en las deposiciones: celiaquía, alteraciones neuronales, diabetes, hipotiroidismo, diverticulitis, obstrucción intestinal.

Igualmente, hay otros problemas menores que podrían asociarse al estreñimiento: aumento en la reabsorción del colesterol, retención venosa, fuente potencial de toxinas, aumento de migrañas, problemas dermatológicos.

Recomendaciones a seguir

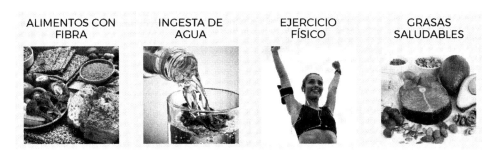

| ALIMENTOS CON FIBRA | INGESTA DE AGUA | EJERCICIO FÍSICO | GRASAS SALUDABLES |

Las recomendaciones para la solución del estreñimiento giran sobre todo en torno al incremento de la ingesta de fibra y agua/líquidos, una dieta variada y completa, es decir, con presencia de todos los grupos de alimentos y la adquisición de unos buenos hábitos deposicionales.

Así pues, la solución podría estar en la ingesta adecuada de fibra junto con el suficiente líquido para crear un bolo intestinal, todo ello dependiendo del sexo y la edad del individuo. También es recomendable el consumo de grasas saludables para lograr una buena lubrificación del intestino, lo cual favorecerá el tránsito intestinal.

Al hablar de fibra se ha de diferenciar la fibra soluble de la insoluble. La **fibra soluble** se encuentra en alimentos como las manzanas, el membrillo, las zanahorias y la avena, y regula el ritmo de las deposiciones gracias a su fermentación por las bacterias beneficiosas del colon. Por ejemplo, la fibra soluble está indicada para las personas que alternan episodios de estreñimiento con diarrea.

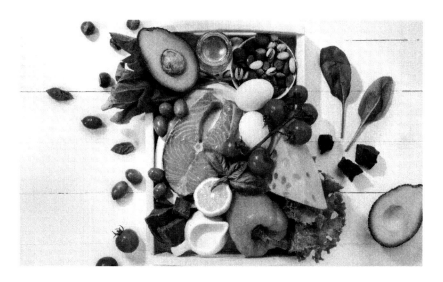

En cambio, la **fibra insoluble** se halla en los cereales integrales y las verduras, y acelera el tránsito intestinal. A diferencia de la fibra soluble, la insoluble produce menos flatulencias y está indicada para las personas que quieren mejorar su estreñimiento y tienen un exceso de gases.

TIPOS DE FIBRA			
	ALIMENTOS DONDE SE ENCUENTRA	**FUNCIÓN**	**INDICACIONES**
Fibra soluble	Manzanas, membrillo, zanahorias, avena...	Regula el ritmo de las deposiciones	Personas que alternan episodios de estreñimiento crónico con diarrea
Fibra insoluble	Cereales integrales y verdura	Acelera el tránsito intestinal	Personas que sufren estreñimiento y flatulencia

Tabla 8.4 *Tipos de fibra y alimentos que la contienen.*

En la tabla que sigue a continuación se expone la lista de alimentos ricos en fibra.

Granos enteros	Pan, pasta integral, avena, cereales con salvado
Leguminosas	Lentejas, frijoles negros, habichuelas, garbanzos
Frutas	Frutos rojos, manzanas con piel, naranjas, peras
Verduras	Zanahoria, brócoli
Frutos secos	Almendras, cacahuetes

Tabla 8.5 *Fuentes de fibra.*

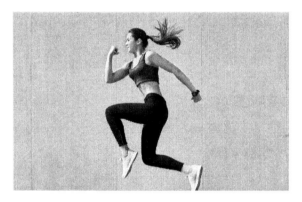

La actividad física parece ser un factor a tener en cuenta en la motilidad del intestino, pero no está tan claro cuál es el tipo de ejercicio ni la duración ni intensidad apropiadas. Yo abogo por una actividad física aeróbica de intensidad moderada realizada durante un mínimo de 30 minutos diarios que incluya ejercicios de fuerza y resistencia muscular por lo menos 2-3 veces a la semana. Levantar pesas acelera el tránsito intestinal a personas afectadas de estreñimiento.

Alimentos a evitar y consumir

Se deben evitar los productos ultraprocesados, los fritos, los rebozados y la comida rápida y preparada.

Veamos a continuación una lista de los alimentos recomendados para mejorar el estreñimiento y qué se debe incluir en la ingesta diaria.

LECHE Y DERIVADOS	Leche fermentada Yogur con trozos de fruta
CEREALES	Alternar refinados con integrales: pan, pan con nueces y/o pasas, pasta, arroz, ocasionalmente cereales de desayuno ricos en fibra o enriquecidos con salvado de trigo Galletas integrales con frutos secos Bizcochos caseros con harina integral, con frutos secos
VERDURAS Y HORTALIZAS (crudas o cocidas: 2 raciones al día)	Todas Seleccionar las más ricas en fibra (más de 2 g/100 g de alimento): alcachofa, apio, brócoli, aceitunas, coles de Bruselas, coliflor, aguacate, hinojo, puerro, pimiento verde, cebolla, nabo, remolacha y zanahoria
LEGUMBRES (2-5 raciones semanales)	Todas
FRUTAS (3 piezas/día)	Frescas y con piel si es posible: grosella, frambuesa, mora, granada, kiwi, higo, ciruela, pera, manzana, melocotón, albaricoque, fresa y naranjas
FRUTOS SECOS Y DESECADOS	Frutos secos: todos, evitando los fritos y salados Ciruela seca, higo seco, pasas, melocotón seco, orejones, dátiles
GRASAS	Aceite de oliva o de semillas en cocciones y/o como aliño crudo
BEBIDAS	Caldos desgrasados, infusiones, agua

Tabla 8.6 *Alimentos recomendados para mejorar el estreñimiento.*

Como sabemos, el estreñimiento es un síntoma desagradable y son muchas las personas que lo padecen, mayoritariamente las mujeres y por diversas causas. Se tiene que identificar la causa y seguir una pauta de actuación correcta. Siempre hay que estar asesorada por un profesional, ya que en ocasiones es necesario el uso de laxantes.

Alicia Úbeda
Jefe de Servicio de Ginecología. Dexeus Mujer

Las infecciones vaginales y la alimentación

El cuerpo humano está preparado para combatir un gran número de infecciones que pueden enfermarnos. Uno de los pilares de nuestra resistencia es una adecuada alimentación. Una nutrición deficiente comporta carencias que hacen que las defensas se resientan porque se reduce el número de glóbulos blancos, que además funcionan de manera defectuosa. Por otra parte, las deficiencias de vitaminas provocan que la piel y las mucosas tengan una peor calidad, por lo que disminuye su función defensiva y, en consecuencia, permiten la entrada de microbios.

Es vital comprender todas estas cuestiones, ya que durante el proceso infeccioso es normal que haya una cierta pérdida de apetito. Una vez pasada esta supuesta infección, una dieta rica en aportes esenciales, como son las proteínas, contribuirá a una reparación de los tejidos y una recuperación más rápida y saludable.

¿Sabías que detrás de algunas infecciones vaginales y urinarias están los hábitos, la calidad de la nutrición y también el uso de algunos medicamentos? ¿Podemos prevenirlas? ¿Cómo afecta la dieta a la flora vaginal? Intentaremos responder a estas preguntas con el fin de poner de nuestra parte todo lo que sea posible para prevenirlas y, en ocasiones, curarlas con el apoyo de los fármacos que deban prescribirse.

La microbiota es el conjunto de microorganismos que viven en varias zonas de nuestro cuerpo y que nos permiten defendernos contra la multitud de microbios que, sin nosotros saberlo, nos invaden cada día. Os resultará increíble, pero ello viene a suponer de media hasta 2 kg de nuestro peso total. Se adhieren a las mucosas (intestino, boca, interior de la nariz y de los oídos, vagina, recto…) a modo de película y se comportan como una barrera defensiva de una eficacia excepcional.

Se ha demostrado que la microbiota intestinal influye en algunas enfermedades: obesidad, autismo, síndrome metabólico, dermatitis atópica, diabetes, enfermedades inflamatorias crónicas del intestino y otras muchas. Así como la microbiota intestinal está relacionada con la obesidad y la diabetes, la calidad de la flora bacteriana de la piel está relacionada con el acné y la dermatitis atópica. En resumen, podemos decir que la calidad de la flora o microbiota está íntimamente relacionada con la salud. De hecho, ya se ha demostrado en animales que, al modificar la microbiota intestinal, se pueden curar algunas enfermedades.

Se debe controlar la administración indiscriminada de antibióticos de forma prolongada que destruye la microbiota. Al igual que sucede con el estrés crónico, la consecuencia es que la mucosa del intestino se vuelve extremadamente permeable y cualquier alimento se convierte en un alérgeno dañino. Para repararla hay que sellarla, y para ello es especialmente útil la glutamina y la ingesta abundante de líquido.

La glutamina es un aminoácido (el elemento base desde el cual se fabrican las proteínas) y actúa como fuente de energía para los glóbulos blancos y las células intestinales. De hecho, su papel es tan importante que participa en dos de cada tres procesos de órganos, como los músculos, el torrente sanguíneo, la médula espinal o el líquido cefalorraquídeo. Contribuye a la renovación de la piel, al crecimiento del pelo y puede tener una cierta influencia en el control del peso. Cuando hay déficit de glutamina puede producirse insomnio y falta de concentración y memoria.

¿Dónde se encuentra la glutamina? Pues en todos los alimentos que son fuente de proteínas, fundamentalmente en las carnes, los productos lácteos y los frutos secos. No obstante, deben tomarse crudos ya que el calor destruye este aminoácido.

El papel de la microbiota vaginal: Bacilos de Döderlein

El sistema defensivo vaginal está basado en el bacilo (un género de bacteria) que vive en el medio de pH ácido de esta mucosa genital. Este pH está controlado de forma natural por los estrógenos, la hormona femenina fabricada en los ovarios y enviada al torrente sanguíneo de la mujer, básicamente desde la primera hasta la última menstruación. Por otra parte, el nivel de los estrógenos no es igual a lo largo del ciclo:

alcanza un máximo alrededor de la época de la ovulación y un mínimo en los días anteriores y posteriores a la regla.

La función de estos bacilos es fabricar ácido láctico para impedir el crecimiento de bacterias perjudiciales para la salud vaginal. Hay factores que limitan la acción de estas defensas, sobre todo la toma de determinados antibióticos, los anticonceptivos orales, la diabetes o el estrés crónico. Sin embargo, con la falta de estrógenos en la menopausia se produce un descenso natural de dichos bacilos. En otras ocasiones, una eventual contaminación desde la región del ano puede implicar un cambio de pH y activar algunos microbios patógenos. En todos estos casos, y siempre bajo prescripción de un profesional, puede ser útil tomar durante una semana probióticos, vaginales u orales según los casos, bien antes, bien después de la menstruación, con el fin de reequilibrar la microbiota vaginal natural.

¿Y qué ocurre cuando cambia el pH vaginal? Pues que la mujer percibe que las secreciones o el flujo vaginal cambian de color, textura o viscosidad y además pueden causar escozor, picor, ardor al orinar, mal olor y ser la causa de dolor durante las relaciones sexuales.

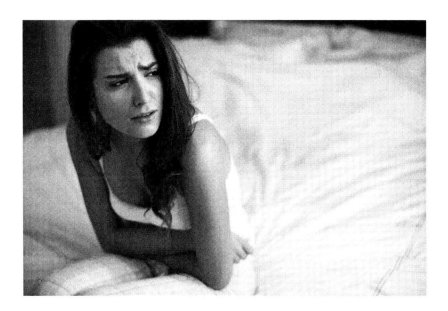

Cuidado de la microbiota vaginal

El cuerpo humano ya posee de por sí los mecanismos necesarios para regular la microbiota vaginal. Sin embargo, determinados comportamientos, evitables por otra parte, pueden perjudicarla involuntariamente. Es decir, debemos combatir todo aquello que modifique o cambie el pH.

Exceso de higiene. Es normal ducharse una vez al día, pero no lavarse con jabón cada vez que tengamos que acudir al aseo. No hay tiempo de regenerar la flora entre los lavados, se resiente la grasa natural de los genitales y se alcaliniza el pH vaginal, favoreciendo la proliferación de gérmenes no habituales.

Uso abusivo de los geles íntimos. Hay mujeres que agradecen que el gel para el aseo de su zona íntima sea específico. Con todo, un abuso del mismo acabará siendo perjudicial por el mismo motivo descrito en el párrafo anterior.

Ropa íntima que no sea de algodón. El algodón es un tejido que permite la transpiración natural de los órganos, y, por tanto, siempre será preferible a otros tejidos más artificiales.

Ropa de baño mojada en verano. Aunque, por lo general, el tiempo caluroso en verano facilita que bañadores y bikinis se sequen rápidamente, si tienes propensión a las infecciones vaginales, deberás cambiarte con más frecuencia.

Uso diario de protectores. Es preferible limitar los protectores de la ropa íntima a los días de la menstruación, ya que impiden la transpiración y conservan una humedad estanca en la zona genital.

Autoprescripción con óvulos o pomadas vaginales. En ocasiones, la mujer puede creer que conoce suficientemente su cuerpo y decide comprar tratamientos vaginales para solucionar el picor o el mal olor vaginal, sin haber realizado una consulta médica previa. Es de vital importancia saber que los excipientes de estos productos pueden crear una inflamación crónica de origen químico, muy rebelde de curar.

Infecciones de transmisión sexual. Si te han diagnosticado una infección de transmisión sexual, deberás seguir las indicaciones de tu médico, no aplicarte tratamientos que no se te hayan recomendado y abstenerte de tener relaciones sexuales para no retrasar la curación.

Alimentos que contribuyen a mantener la vagina sana

Por regla general, llevar una alimentación sana y equilibrada, tal como la entendemos de forma habitual, es la mejor forma de mantener una salud vaginal en buenas condiciones. Si analizamos la situación con más detalle, podemos encontrar aún más beneficios si seguimos estas pautas:

➡ **Desayunar un zumo de pomelo o limón.** Aunque parezca contradictorio, tomar estos jugos ayuda a mantener el cuerpo más alcalinizado y el pH vaginal más ácido.

➡ **Yogur natural, kéfir o té kombucha.** Son una fuente natural de probióticos, especialmente de lactobacilos, que ayudan a mantener la salud de la microbiota vaginal. El kéfir tiene un sabor algo más ácido y no contiene lactosa, por lo que sería preferible en casos de intolerancia a la misma.

➡ **Arándanos rojos.** Los arándanos forman parte del grupo de alimentos antioxidantes que, además, ayudan a regular el pH y a eliminar algunas de las toxinas causantes de enfermedades, sobre todo en el aparato urinario. Pueden comerse enteros (bien lavados para retirar restos de plaguicidas) o hacer un zumo. Preferiblemente, tomar más de 3 días seguidos.

➡ **Soja.** Ayuda a mantener el pH vaginal y a lubricar de forma adecuada la mucosa.

➡ **Ajo.** Parece tener propiedades antibacterianas y antifúngicas, en particular si se toma crudo.

➡ **Quinoa.** Es una fuente natural de iones como el fósforo y el magnesio, que tienen un papel reconocido como estimulantes de la hidratación vaginal.

➡ **Chía.** Las semillas de chía, ricas en ácidos esenciales y fibra, desempeñan un papel relevante a la hora de combatir las infecciones por cándidas, el hongo más habitual en la vagina, y de eliminar toxinas que proceden del colon.

➡ **Espinacas.** Este vegetal tiene numerosas y reconocidas virtudes, gracias a su diversidad en compuestos beneficiosos, como vitaminas de los grupos A, B, C, D y K, y minerales como calcio, hierro, zinc, manganeso, fósforo, potasio y magnesio. Como, en general, todos los vegetales de hoja verde, ayuda a prevenir infecciones, a eliminar el mal olor y a mejorar la hidratación vaginal.

➡ **Frutos secos.** Al igual que las espinacas, a los frutos secos se les reconocen múltiples ventajas, entre ellas regular el ciclo hormonal por su riqueza en zinc, facilitar sensación de saciedad y mejorar la lubricación vaginal por su aporte en vitamina E.

➡ **Hierbas aromáticas.** Tanto en infusiones como en aderezo de distintos platos. En especial, el **tomillo** (considerada una planta antiséptica) y el **romero** (que contiene carvacrol, uno de los «antibióticos naturales» más potentes).

➡ **Agua.** Bebe mucha agua. El agua ayuda a mantener la calidad del moco vaginal y facilita de ese modo la lubricación de la zona. No olvides tomar 2 litros repartidos a lo largo del día.

Por otra parte, cuando queramos contribuir con la alimentación a mejorar nuestras defensas, nos decantaremos por alimentos ricos en:

✓ **Vitamina B.** La mayoría de los alimentos que contienen vitamina B son de origen animal, como carnes (roja y blanca), huevos, pescado y marisco. En forma de suplementos encontramos la espirulina, el germen de trigo y la levadura de cerveza. Es importante recordar que la llamada «comida basura» tiene un efecto nocivo ya que disminuye las reservas de vitamina B.

✓ **Betacarotenos.** Se encuentran en vegetales de hoja verde y frutas de color naranja. Su principal virtud es el efecto antioxidante y su contenido en provitamina A, desde la que el organismo fabricará su propia vitamina A, especialmente buena para la salud de las mucosas. El alimento más rico en betacarotenos es la zanahoria, cruda o cocinada, que se absorbe mejor si se encuentra en un entorno con grasa en el mismo menú.

✓ **Zinc.** Es un mineral necesario para el buen funcionamiento de nuestras defensas y se encuentra sobre todo en frutos secos, algunas frutas (papaya, melocotón, pera), ciertos tubérculos (patata y boniatos), carne blanca y tofu.

También será un pilar fundamental en este tramo seguir una dieta baja en azúcares y levaduras. Los hongos vaginales se alimentan de hidratos de carbono (o azúcares) y, por ello, sentir la necesidad de comer azúcares a todas horas puede ser un síntoma de infección estomacal por cándida que después podría colonizar la zona genital por vecindad.

Debemos diferenciar esta necesidad del ansia de azúcares por la tarde, que suele estar más relacionada con el déficit de serotonina (la hormona del bienestar). En los casos de candidiasis en el estómago, la medicina integrativa recomienda tomar aceites esenciales a base de clavo, orégano y semilla de zanahoria en base de aceite de camelina por vía oral por la tarde-noche, como bactericida y fungicida para recuperar la calidad de los tejidos.

Decálogo de buena salud vaginal

1. La vagina tiene un pH ácido que nos defiende de las infecciones locales.
2. La vagina es capaz de autorregularse por sí misma.
3. Determinados hábitos (como la utilización de los protectores de ropa interior, el lavado excesivo de los genitales, las irrigaciones vaginales internas, los tratamientos sin prescripción médica, una alimentación incorrecta pobre en pro y prebióticos de origen natural) pueden perjudicar la salud vaginal sin que lo sepamos.
4. No debemos abusar de la higiene, los lavados de genitales o la automedicación.
5. La salud intestinal es fundamental para una buena salud vaginal.
6. Una alimentación sana y equilibrada es básica para la salud vaginal.
7. Debemos beber al menos 2 l de agua al día.
8. Debemos consumir fuentes naturales de probióticos, como el yogur o el kéfir.
9. Una buena nutrición debe aportar cantidades suficientes de proteínas, grasas buenas, hidratos de carbono, minerales y vitaminas.
10. Una alimentación saludable no solo ayuda a prevenir las infecciones vaginales, sino que también acelera su curación.

MIGRAÑA

La migraña es una de las patologías más recurrentes a lo largo de la vida de una mujer. Se considera una enfermedad neurológica. El origen de la misma no es del todo conocido; podría tener un origen genético, incluso digestivo (allí donde se encuentra el enzima que digiere determinados alimentos) y en un 42% de los casos existen antecedentes familiares.

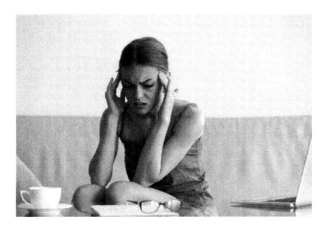

El 14% de la población mundial sufre migraña en algún momento de su vida, pero es más prevalente entre las mujeres (19%) que entre los hombres (10%), una diferencia que se hace más evidente tras la pubertad. Los cambios hormonales podrían ser considerados el factor determinante y la menopausia la época en la que la incidencia entre ambos sexos tiende a igualarse. Por tanto, mayoritariamente las personas que suelen sufrir migraña son mujeres (80% de los casos), de edades comprendidas entre los 20 y los 50 años y profesionalmente activas.

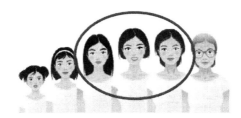

A menudo las personas con migraña pueden presentar estrés, insomnio, depresión y ansiedad, lo que a su vez puede empeorar con las crisis. Algunos de los factores precipitantes de la migraña son el **estrés** (tanto positivo como negativo), el **sueño** (ya sea por exceso o por defecto, por cambio de horario, incluso el cambio en el ritmo del mismo como ocurre en el fin de semana) y la **dieta** (en relación con la incidencia de algunos alimentos, aditivos y conservantes, el horario de las ingestas, los ayunos y las bebidas alcohólicas).

Vamos a centrarnos a continuación en **la dieta.**

Algunas mujeres relacionan el inicio de una migraña con la ingesta de ciertos alimentos, como el vino tinto, el chocolate, el queso, los cítricos o los frutos secos, pero no todas las mujeres con esta dolencia tienen la misma lista de alimentos «prohibidos», sino que cada una tiene la suya propia. De este modo, una ingesta copiosa también podría funcionar como detonante en algunas mujeres.

La dieta en pacientes con migraña debe ser equilibrada y regulada: baja en tiamina (quesos) y nitratos/nitritos (salchichas); hay que evitar el chocolate, los edulcorantes artificiales y el ayuno prolongado; también hay que establecer bien los horarios de ingesta y evitar comidas copiosas o pesadas. En ocasiones, el déficit de algunas vitaminas, como la B2 (riboflavina), o de nutrientes como el magnesio o la coenzima Q10 también puede producir migraña.

Estos micronutrientes los encontramos en los siguientes alimentos:

➡ **Vitamina B2:** leche, queso, clara de huevo, hígado, vegetales verdes, cereales enteros, frutos secos, pescado.
➡ **Coenzima Q10:** carnes y pescados, verduras, hortalizas, semillas, frutos secos, legumbres.
➡ **Magnesio:** frutos secos (nueces), semillas, leche y granos enteros.

Si no se quiere estar pendiente de qué alimentos aportan estos micronutrientes, siempre existe la opción de tomar un suplemento diario (valorado siempre por un profesional). En estos casos las cantidades a tomar serían:

➡ **Vitamina B2** (riboflavina), 400 mg/día, para mejorar el estado energético.

➡ **Magnesio**, 500 mg/día, ya que el contenido del mismo disminuye durante la migraña aunque puede ocasionar descomposición.

➡ **Coenzima Q10**, 150 mg/día.

El consumo de alcohol también puede desencadenar una crisis de migraña. La incidencia se sitúa entre un 30% y un 50% de probabilidades, dependiendo de las sustancias que contengan las bebidas alcohólicas, como los taninos y los fenoles. Estos componentes predisponen a una peor tolerancia al vino (cambiará en función de si es tinto o blanco), la cerveza o el cava, mientras que se toleran mejor las bebidas destiladas como el vodka o el whisky, aunque tengan más grados de alcohol.

Mención aparte merecen los aditivos y los conservantes. Su incidencia es más importante de lo que se piensa. De hecho, existe un «**síndrome del restaurante chino**» que puede sufrir la gente migrañosa, y que les provoca malestar digestivo. Ello es debido al uso del glutamato monosódico como ingrediente frecuente. Y también existe el «**síndrome del perrito caliente**», en el que el aditivo que activa la migraña son los nitritos que se utilizan en dichas elaboraciones procesadas (y que son los que aportan el característico color rosado de la carne utilizada).

La práctica del ayuno prolongado también podría ser otro factor desencadenante, debido a la alteración en el horario de las ingestas. Mantener los horarios de las comidas es una buena opción para todas las personas.

PAN, GRANOS Y CEREALES	
PERMITIDOS	**EVITAR**
Cereales, menos lo que tienen nueces, frutos secos o aspartamo	Pan fresco hecho en casa o de una panadería
Bagel de semillas de sésamo o simple	Pizza
Pan rápido como pan de centeno o calabacín	Patatas fritas muy saborizadas/condimentadas
Galletas sin sabor, saladas, o crackers	
Pan blanco, de trigo o centeno de una tienda	

CARNES, FRUTOS SECOS Y SEMILLAS	
PERMITIDOS	**EVITAR**
Carne ecológica de res, pollo, pescado, cordero, cerdo, pavo o ternera	Hígado de res o de pollo, carnes empanadas o marinadas
Semillas de amapola, calabaza, sésamo y girasol	Palomitas de maíz con sabor
	Mantequilla de nueces

ADEREZOS PARA ENSALADAS Y SALSAS	
PERMITIDOS	**EVITAR**
Salsas caseras que usan ingredientes frescos sin saborizantes artificiales	Aderezos para ensaladas embotellados
Aderezos caseros	Salsas envasadas, por ejemplo, salsa Alfredo o salsa de mostaza
Aderezos para ensaladas con aceite y vinagre blanco, de manzana	Patatas fritas muy saborizadas/condimentadas
Galletas sin sabor, saladas, o crackers	Evitar todas aquellas salsas que contengan glutamato monosódico, nitritos y aspartamo

VEGETALES Y FRUTAS	
PERMITIDOS	**EVITAR**
Frutas frescas	Puré de patatas instantáneo
Vegetales frescos (calabacines, pimiento, zanahorias, coliflor, patatas)	Frutos secos que contienen conservantes de sulfito/frutas cítricas (naranjas, limones)
Lechuga en bolsa sin conservante	Habas, frijoles blancos
	Cebolla, col fermentada
	Algunas frutas pueden contener polen y liberar histamina, como bananas, naranjas, toronjas, pomelo, frambuesas y ciruelas.

Tabla 8.7 *Tablas de alimentos permitidos y alimentos a evitar por grupos*

EVITAR	RECOMENDADO
ALCOHOL	HORARIOS REGULARES
TIAMINA	VIDA ORDENADA
NITRATOS/NITRITOS	REALIZAR UN DIARIO DE ALIMENTOS
CHOCOLATE	CONTROLAR EL PESO
EDULCORANTES	VITAMINA B2
AYUNO PROLONGADO	MAGNESIO
QUESOS AÑEJOS	Q10
CARNES CURADAS	INHALACIÓN DE MELISA, HIERBABUENA Y MANZANILLA
PESCADOS AHUMADOS	CAFEÍNA
EXTRACTO DE LEVADURA	
SOBREPESO	

Tabla **8.8** *Resumen de consejos y productos a evitar y recomendados en caso de migraña*

También es cierto que si consideramos en esencia la migraña como una patología inflamatoria, podría ser una buena candidata a beneficiarse de la dieta antiinflamatoria: baja en grasas saturadas y azúcares añadidos, sin lactosa y rica en vitaminas y minerales. También es aconsejable hidratarse adecuadamente y llevar una vida activa (evitar el sedentarismo). De igual modo, en según qué pacientes se podría probar restringir la histamina (encurtidos, embutidos, berenjena, quesos, calabaza, espinacas, tomate…) que, como ocurre en otras patologías, es la causante del dolor. En cuanto al gluten, recomiendo la restricción de su consumo, aunque sin llegar a eliminarlo.

Concluiremos diciendo que el origen de la migraña todavía es incierto y que no todas las cefaleas son migrañosas: algunas son tensionales y obedecen a contracturas musculares cervicales y de la parte alta de la espalda. Como ya hemos mencionado, consumir ciertos alimentos favorece el riesgo de sufrir crisis de migraña, al igual que ciertos hábitos de vida, como desorden alimentario, falta de sueño, estrés o vida sedentaria. En ocasiones, los cambios de dieta pueden ayudar a evitar crisis o a minimizarlas. Asimismo, hay que tener presente que en no pocas ocasiones hará falta un tratamiento médico complementario para aliviar las crisis, sobre todo si son recurrentes o merman la calidad de vida de la mujer.

RECETAS

REQUERIMIENTOS NUTRICIONALES Y ENERGÉTICOS DE LOS HOMBRES Y LAS MUJERES: ¿SON LOS MISMOS?

En este primer apartado de recetas empezaremos con las **sardinas al horno**, una gran fuente de calcio y omega-3. También es elevado su contenido en proteínas y minerales, como fósforo, magnesio, potasio, hierro, zinc y yodo.

Seguiremos con **crema de coliflor**, cuyo componente principal es el agua, lo cual, junto a su bajo contenido en hidratos de carbono, proteínas y grasas, la convierte en un alimento de bajo contenido energético, rica en vitamina C, y folatos, a la vez que fuente de potasio.

Todas las verduras bajas en hidratos de carbono son aquellas cuya parte comestible es la exterior que crece por encima de la tierra, como berenjena, espinacas, aguacate, coliflor…

Para terminar, tenemos la **ensalada de pollo con aguacate**, una excelente opción como plato único rico en proteínas y grasas saludables.

SARDINAS AL HORNO ALIÑADAS CON PESTO DE ESPINACAS

Ingredientes (para 2 personas)

- 400 g de sardinas (limpias y descamadas)
- 200 g de berenjena, cortada a dados
- 1 puerro cortado a lo largo, en tiras finas
- 80 g de judías verdes redondas con los extremos cortados
- 1 limón (ralladura y zumo)
- 30 g de espinacas
- 1 cda. de perejil picado
- ½ cdta. de mostaza
- 8 nueces
- Aceite de oliva
- Sal y pimienta

Preparación

1. Precalentar el horno a 220 ºC.
2. Poner en un cuenco la berenjena, el puerro y las judías verdes con aceite de oliva, la ralladura de limón, una pizca de sal y pimienta negra. Mezclar bien y extender sobre una bandeja con papel de horno.
3. Poner encima las sardinas.
4. Colocar la bandeja en la parte media-superior del horno y cocinar durante unos 10-12 minutos o hasta que estén tiernas y tostadas las verduras.
5. Mientras, preparar el pesto: triturar las espinacas, las nueces, la sal, el perejil la mostaza y añadir 1 cda. de zumo de limón y aceite.
6. Apagar el horno y poner en una fuente las verduras con las sardinas encima. Escurrir el exceso de aceite si lo hay.
7. Añadir el pesto y mezclar.
8. Servir con cuartos de limón para decorar.

Las sardinas son un pescado azul que contiene grandes cantidades de omega-3, un ácido graso muy antiinflamatorio que nuestro cuerpo no produce.

También nos aportan calcio, un mineral muy importante para los huesos. Su contenido en proteínas es elevado, y también están presentes minerales como fósforo, magnesio, potasio, hierro, zinc y yodo.

➡ Es importante a cualquier edad seguir una dieta variada y rica en nutrientes. Esta es la mejor garantía para conseguir un equilibrio nutricional.

➡ Hay que cuidar especialmente el aporte de calcio, hierro y ácido fólico.

➡ Se debe tener presente el consumo de fibra, la ingesta de líquidos y el ejercicio físico para evitar el estreñimiento.

CREMA DE COLIFLOR Y MANZANA

Ingredientes (para 2 personas)

- ½ coliflor
- 1 manzana pequeña
- 1 cebolla pequeña
- 150 ml de caldo de verdura
- Leche de soja
- Aceite de oliva
- 1 cdta. de sal
- Una pizca de pimienta

Preparación

1. Para empezar, trocear la cebolla y la manzana, y rehogar durante unos 10 minutos, en una olla con un buen chorro de aceite de oliva.
2. Mientras, trocear la coliflor y lavarla.
3. Añadir a la olla la coliflor, la sal y la pimienta, y pochar unos 5 minutos más.
4. A continuación, poner el caldo de verduras y dejar cocer tapado a fuego lento durante 25 minutos.
5. Una vez que la coliflor esté tierna, triturar todo hasta formar una crema fina y sin grumos. Añadir la leche de soja hasta conseguir la textura deseada.
6. Servir acompañado de frutos secos picados y un chorrito de aceite de oliva.

El principal componente de la coliflor es el agua, lo que con el bajo contenido en hidratos de carbono, proteínas y grasas, la convierte en un alimento de escaso contenido energético, rica en vitamina C y folatos, a la vez que fuente de potasio.

Las verduras que contienen pocos hidratos de carbono son las que crecen en el exterior, es decir, la parte de la planta que es comestible es la parte exterior que queda por encima de la tierra, lo que vemos antes de arrancarla del suelo. Son sabrosas y nutritivas: berenjena, espinacas, aguacate, coliflor…

ENSALADA DE POLLO CON AGUACATE

Ingredientes (para 2 personas)

- 300 g de pechuga de pollo cocida
- Aguacate
- Aceitunas verdes
- 2 huevos
- 4 nueces troceadas
- Zumo de medio limón
- Aceite de oliva
- Sal y pimienta

Preparación

1. Cocer una pechuga de pollo en agua hirviendo durante unos 30 minutos.

2. Una vez que la pechuga de pollo esté cocida y fría o templada, desmenuzar en pequeñas tiras.

3. Cocer los 2 huevos durante 10 minutos en agua a punto de ebullición y enfriar.

4. En un recipiente mezclar la pechuga de pollo con un aguacate cortado en cubos, previa retirada de la cáscara y su hueso.

5. Añadir el huevo picado y la pulpa de las aceitunas verdes picadas.

6. Condimentar con 1 cda. de aceite de oliva, zumo de limón, nueces, sal y pimienta al gusto. Mezclamos, y ya está listo.

Esta ensalada de pollo y aguacate es una excelente opción como plato único rico en proteínas y grasas saludables.

③
¿ESTÁN BIEN ALIMENTADAS NUESTRAS ADOLESCENTES?

A continuación, ofrecemos una serie de recetas con productos que los y las adolescentes consumen habitualmente y que, a la vez, fomentan el consumo de alimentos naturales y saludables. Para ello se han tenido en cuenta las necesidades y los requerimientos nutricionales de esta etapa de la vida.

En la primera receta, **wok de verduras con pollo**, destaca el aporte de vitaminas y minerales que proporcionan las verduras, y el de la proteína de origen animal del pollo, cuya carne blanca contiene menos grasas saturadas que la carne roja.

En la segunda receta, **hamburguesas rellenas de beicon**, sí que hemos utilizado la carne roja junto a un aporte mínimo de beicon (grasa saturada). El panecillo integral de semillas es una buena opción para la cena informal de cualquier adolescente durante el fin de semana.

La siguiente receta, la **pizza *fitness***, a diferencia de las pizzas tradicionales, resulta una opción rica en proteínas de calidad, con grasas saludables en su justa medida. Asimismo, este plato aporta una gran cantidad de fibra que da la sensación de saciedad y también reduce el índice glucémico de la receta.

Y, por último, la **quiche de brócoli** es una buena opción para introducir esta crucífera que contiene una cantidad de hierro considerable, lo cual puede contrarrestar el posible déficit de este mineral que, en ocasiones, presentan los y las adolescentes.

WOK DE VERDURAS CON POLLO

Ingredientes (para 4 personas)

- 250 g de col china
- 1 cebolla
- 1 pimiento rojo
- 1 pimiento verde
- 3 zanahorias
- 2 pechugas de pollo
- 2 dientes de ajo
- Aceite de oliva
- 2 cdtas. de salsa de soja

Preparación

1. Lavar la col y los pimientos y cortar a tiras finas; pelar la cebolla en juliana, pelar la zanahoria y cortar fina, pelar y cortar los ajos.
2. Cortar el pollo a tiras largas.
3. Calentar el wok con aceite e incorporar el pollo y freír hasta que esté dorado. Reservar.
4. Añadir un poco más de aceite y poner la cebolla, los ajos y los pimientos, y sofreír 2 minutos. A continuación, incorporar la zanahoria y la col.
5. Rehogar todos estos ingredientes y añadir un poco de agua (opcional).
6. Cocinar unos 5-7 minutos o hasta que las verduras parezcan tiernas.
7. Añadir la soja y saltear.

HAMBURGUESAS RELLENAS DE BEICON

Ingredientes (para 4 personas)

- 750 g de carne picada (400 g de ternera/350 g de cerdo)
- 75 g de beicon frito
- 1 diente de ajo
- 6 g de mostaza (1 cda.)
- 2 huevos
- Albahaca baby
- 3 cebollas

Preparación

1. En un bol, añadir a la carne picada el beicon crujiente frito previamente, sin grasa.
2. Después incorporar el ajo crudo picado, 1 cda. de mostaza, la albahaca baby, los 2 huevos y salpimentamos antes de empezar a remover con la espátula.
3. Cortar las cebollas en juliana, y pochar hasta que estén caramelizadas.
4. Freír las hamburguesas, al principio, con el aceite caliente y, seguidamente, bajar el fuego un poco para que no se quemen demasiado.
5. Cocinar al gusto.

PIZZA FITNESS

Ingredientes (para 4 personas)

- 1 boniato
- 50 g de copos de avena
- 2 claras de huevo
- 130 g de harina de trigo integral
- 100 g de mozzarella fresca
- 2 tomates
- 100 g de champiñones
- 1 cebolla de Figueras cortada en juliana
- Aceite de oliva y sal

Preparación

1. Precalentar el horno a 190 ºC.

2. Colocar en un bol el boniato ya cocido y en puré, los copos de avena, la harina integral, las claras de huevo y una pizca de sal. Mezclar hasta unir los ingredientes.

3. Poner en una placa papel de horno o un poco de aceite (para que no se pegue), colocar la mezcla de los ingredientes de la masa y distribuir con ayuda de una cuchara. Llevar al horno durante 10 minutos o hasta que la masa comience a dorarse.

4. Retirar la masa del horno y distribuir por encima rodajas de tomate, los champiñones fileteados y la cebolla. Distribuir por encima la mozzarella de manera uniforme.

5. Finalmente, verter un chorrito de aceite de oliva virgen extra.

6. Hornear durante 10 minutos más, hasta que se funda la mozzarella y la masa esté crujiente.

Esta pizza fitness, a diferencia de las pizzas tradicionales, resulta una opción rica en proteínas de calidad, con buenas grasas y sin exceso de este nutriente.

Aporta mucha fibra que brinda saciedad y, también, reduce el índice glucémico de la receta.

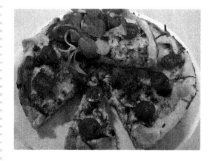

QUICHE DE BRÓCOLI Y QUESO AZUL

Ingredientes (para 4 personas)

- 1 base de masa brisa
- 150 g de brócoli
- 10 tomates *cherry*
- 100 g de queso azul
- 50 g de queso rallado emmental
- 2 huevos
- 150 ml de nata líquida
- Aceite de oliva
- Sal
- Pimienta negra

Preparación

1. Pinchar la base de la masa brisa y hornear durante 10 minutos a 180 ºC.

2. Separar los ramilletes de brócoli con un cuchillo afilado procurando que sean del mismo tamaño. Luego, lavar.

3. Cocer el brócoli durante 5-6 minutos o hasta que esté al dente. Dejar enfriar.

4. Mezclar los huevos con la nata líquida y salpimentar. Extender el brócoli en la base (horneada previamente), junto con el queso azul cortado en dados y un poco de queso rallado.

5. Verter la mezcla del huevo cubriendo toda la superficie, y un poco más de queso rallado.

6. Hornear de nuevo a 180 ºC durante 30 minutos o hasta que se dore.

7. Dejar reposar 10-15 minutos antes de servir.

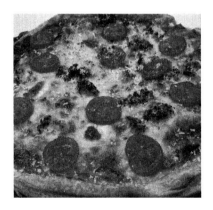

4

NUTRICIÓN E INFLAMACIÓN

Empezaremos la sección de recetas de este capítulo con un **zumo de remolacha** rico en hierro y vitaminas.

Seguiremos con un **arroz integral con aguacate**, plato depurativo, rico en antioxidantes, vitaminas, fibra minerales y con un alto nivel de proteínas.

A continuación, una **ensalada de quinoa y verduras**, un entrante rico en minerales (calcio, hierro, magnesio), vitaminas (C, E, B1, B2 y niacina), fósforo y aminoácidos, que influyen en el desarrollo cerebral. Su contenido en grasa es rico en omega-6.

Y, por último, un plato perfecto para una cena ligera: **salmón al horno** con brócoli, proteína de origen animal rica en omega-3 más una verdura rica en hierro y calcio.

ZUMO DE REMOLACHA, MANZANA, APIO Y JENGIBRE

Ingredientes (para 2 personas)

- ½ remolacha mediana o 1 muy pequeña
- Zumo de 1 limón pequeño
- 1 rodajita de jengibre
- ½ ramita de apio
- 1 manzana madura
- Agua, si fuera necesario

Preparación

1. Lavar y pelar la remolacha, el apio y la manzana. Si son ecológicos, no hace falta pelarlos.
2. Pelar también el jengibre y preparar el zumo de 1 limón (echar menos cantidad de limón si no se quiere que el zumo quede muy ácido).
3. Poner todos los ingredientes cortados en la licuadora para obtener un delicioso y nutritivo zumo natural.
4. Para que resulte más refrescante, se puede añadir hielo.

El principal componente de la coliflor es el agua, lo que con el bajo contenido en hidratos de carbono, proteínas y grasas, la convierte en un alimento de escaso contenido energético, rica en vitamina C y folatos, a la vez que fuente de potasio.

Este es un zumo rico en hierro y vitaminas, estimulante y digestivo.

Lo ideal para aprovechar al máximo los nutrientes de las hortalizas y frutas es utilizar una extractora de zumos lenta, ya que al masticar los ingredientes y presionarlos, no los oxida como sí ocurre con las licuadoras convencionales.

ARROZ INTEGRAL CON AGUACATE AL AROMA DE ALBAHACA

Ingredientes (para 4 personas)

- 300 g de arroz redondo integral
- 1 cebolla
- 100 g de setas de la variedad que desees
- ½ vaso de vino blanco
- 900 ml de caldo de pollo
- 75 g de queso rallado sin grasa (opcional)
- Unas hojas de albahaca
- 1 aguacate
- Aceite de oliva y sal

Preparación (la noche anterior)

1. Poner el arroz en un cuenco alto y cubrir con abundante agua. El motivo es que el arroz integral es mucho más duro que el blanco y, así, se hidrata. Si se hidrata tardará 20 minutos en cocerse, mientras que sin hidratar tardará el doble. Dejar en remojo toda la noche.

2. Verter un chorrito de aceite de oliva en una cazuela alta, a fuego suave. Añadir la cebolla bien picada y las setas. Agregar una pizquita de sal y cocinar a fuego suave removiendo con frecuencia. Pasados 10 minutos, añadir el vino blanco.

3. Incorporar el arroz, ya hidratado. Verter el caldo, poco a poco, hasta que se evapore y volver a verter más caldo. Mezclar constantemente sin dejar de remover.

4. Después de 3-5 minutos, el arroz habrá absorbido todo el caldo. Repetir la operación hasta que el arroz esté cocido (aproximadamente, 20 minutos).

5. Mientras, triturar el aguacate hasta conseguir una textura muy fina.

6. Apagar el fuego y, con el mismo calor del fuego apagado, añadir 2 cdas. de aceite de oliva, queso rallado (opcional) y el aguacate triturado.

7. Mezclar bien y servir inmediatamente. Si se quiere, espolvorear con unas hojas de albahaca.

Plato depurativo, rico en antioxidantes, vitaminas, fibra y minerales.

ENSALADA DE QUINOA, VERDURAS Y VINAGRETA DE CURRY

Ingredientes (para 4 personas)

- 300 g de quinoa
- ½ calabacín pequeño
- 12 nueces
- Piñones (al gusto)
- 12 espárragos verdes
- 1 bolsa de berros
- 1 zanahoria
- Curry
- Sal y aceite de oliva virgen

Preparación

1. Preparar la quinoa según indica el paquete.
2. Pelar y cortar la zanahoria en láminas. Reservar.
3. Lavar el calabacín y cortar también en láminas. Reservar.
4. Lavar los espárragos y cortar las puntas. Reservar.
5. Se puede servir todo en frío o también se pueden escaldar un poco las verduras. Para ello, calentar un poco de agua en una cazuela. Cuando hierva, escaldar la verdura según sea su dureza. Es conveniente tener preparado un bol con agua fría, para detener la cocción cuando se saque de la cazuela. Reservar las verduras en papel absorbente, para que se vayan secando.
6. Montar el plato, poniendo la quinoa de base, como si fuera la tierra de un jardín y colocar encima las verduras combinando los colores.
7. Acabar de montar con los berros, como si fueran las hojas caídas de un árbol.
8. Preparar una vinagreta con aceite, vinagre, sal y curry (al gusto).

Es un plato con abundantes proteínas. También rico en minerales (calcio, hierro, magnesio), vitaminas (C, E, B1, B2 y niacina) y fósforo. Contiene aminoácidos, que influyen positivamente en el desarrollo cerebral. Su contenido en grasa es rico en omega-6.

SALMÓN AL HORNO CON BRÓCOLI

Ingredientes (para 4 personas)

- 4 lomos de salmón
- 2 zanahorias
- Ramitas de brócoli
- Aceite de oliva virgen
- 1 rodaja de limón
- Sal y pimienta

Preparación

1. Precalentar el horno a 190 ºC.
2. Cortar por la mitad la rodaja de limón y reservar.
3. Colocar sobre papel de horno las verduras y, sobre estas, el lomo de salmón. Salpimentar al gusto y añadir media luna de limón y un poco de aceite de oliva.
4. Cerrar lo más herméticamente posible doblando los laterales del papel del horno hacia dentro y, después, hacia abajo para envolver por completo el salmón.
5. Hornear durante 15 minutos. Debido al vapor, se hinchará el paquete que hemos hecho del salmón con las verduras.
6. En el caso de que no ocurra así, se debe revisar que esté bien cerrado el papillote y que no pierda calor.
7. Sacar los lomos del horno y emplatar.

ALIMENTACIÓN Y MATERNIDAD

Una alimentación saludable debe incluir pescado por lo menos 3 veces por semana, pues es rico en yodo y vitamina D, e hipocalórico. Los métodos más habituales de cocción son: pochado, guisado, asado, al vapor, a la plancha/parrilla, en papillote. Siguiendo estas indicaciones, la primera receta de este capítulo tiene como base el **salmón**.

El ácido fólico es unos de los complementos que más presentes debemos tener en la etapa preconcepcional. Por ello, incluimos en este capítulo la receta de la **ensalada de aguacate**, que contiene, aproximadamente, 0,09 mg de ácido fólico, además de otras vitaminas perfectas para el buen desarrollo del bebé y la salud de la mamá embarazada.

Seguiremos con una **hamburguesa de garbanzos y sésamo**, un plato rico en potasio, sodio y calcio. Sin colesterol.

Finalmente, una receta que es importante por su gran cantidad de antioxidantes, fibra, vitaminas y minerales: la **paella vegana**, que además es energética y depurativa.

También podemos preguntarnos qué cocinar y cómo durante el EMBARAZO. En esta situación hemos de pensar en cubrir necesidades, controlar el peso…, es decir, en recetas completas, con su justo aporte energético, minerales y vitaminas y con la presencia del grupo de proteínas. Por ello, presentamos aquí una nueva receta de **salmón** y una **ensalada de garbanzos vegana**, rica en proteínas, calcio y fibra.

Con los **espaguetis de calabacín y salsa de aguacate**, aportamos una gran cantidad de vitaminas, fibra y grasas saludables que son beneficiosas tanto para la madre como para el bebé. La rúcula es un alimento muy rico en ácido fólico.

Y acabamos con una **ensalada de pollo y parmesano** que nos ofrece una opción de carne blanca, baja en grasas, combinada con arroz, un justo aporte de hidratos de carbono para tener energía durante el día.

SALMÓN CONFITADO CON CÍTRICOS Y CREMA DE CHIRIVÍA

Ingredientes (para 4 personas)

- 4 lomos de salmón
- 500 g de chirivía
- Mantequilla
- 2 naranjas
- 1 pomelo
- 1 limón
- 1 cda. de maicena
- 2 cdtas. de miel
- 1 cdta. de mostaza
- Eneldo
- Sal
- Pimienta
- Aceite de oliva

Preparación

1. Exprimir todos los cítricos. Disponer el zumo en un cazo y añadir la miel y la mostaza. Se irá caramelizando hasta obtener una salsa dulce que, si es necesario, se puede espesar un poco más con la maicena. El punto de la salsa es muy personal: hay personas que les gusta más densa y otras que la prefieren ligera.

2. En una olla con abundante agua y un poco de sal, cocinar la chirivía durante unos 15 minutos, hasta que esté tierna. Escurrir el caldo, y reservar.

3. Triturar la chirivía y añadir mantequilla (al gusto), sal, pimienta y el caldo necesario para que quede con la textura deseada.

4. Poner una plancha al fuego, con un poco de aceite, y marcar los lomos de salmón al punto. Salpimentar.

5. Emplatar poniendo la crema de chirivía en la base, encima el lomo de salmón, cubrir con la salsa y decorar con hojas de eneldo.

Una alimentación saludable debe incluir pescado por lo menos 3 veces por semana, pues es rico en yodo y vitamina D e hipocalórico.

Los métodos más habituales de cocción son: pochado, guisado, asado, al vapor, a la plancha/parilla, en papillote.

ENSALADA DE AGUACATE Y NARANJA

Ingredientes (para 2 personas)

- 1 aguacate
- Zumo de limón
- 1 naranja
- Hojas de espinacas
- Hojas de rúcula
- Aceitunas
- Tomates *cherry*
- Aceite de oliva
- Sal

Preparación

1. Pelar y trocear el aguacate y poner en un bol. Añadir el zumo de limón para que no se oxide.
2. A continuación, pelar la naranja, separar sus gajos y cortarlos en trozos y añadir al recipiente.
3. Agregar unas hojas de espinacas, rúcula, aceitunas y los tomates *cherry*.
4. Aliñar esta ensalada con aceite de oliva y una pizca de sal.

No podemos pasar por alto que otro de los alimentos más ricos en ácido fólico es el aguacate.

HAMBURGUESA DE GARBANZOS Y SÉSAMO

Ingredientes (para 2 personas)

- Salsa tártara
- 1 tomate
- Rúcula
- 200 g de garbanzos cocidos
- 50 g de harina
- Aceite de sésamo
- 1 zanahoria picada
- 30 g de avena
- 10 g de mijo inflado

Preparación

1. Triturar todos los ingredientes de la hamburguesa, colocar porciones en papel sulfurizado y darles una forma redonda.
2. Envolverlas en papel film y reservar en la nevera. Es importante que estén frías antes de freír.
3. Freír en una sartén con un poco de aceite de oliva.

Plato rico en potasio, sodio y calcio.

Sin colesterol.

El ácido fólico es una vitamina esencial para un embarazo sano. Pertenece al grupo de las vitaminas B. Su función es prevenir aquellos problemas que puedan surgir en el cerebro o en la médula espinal.

PAELLA VEGANA

Ingredientes (para 4 personas)

- 300 g de arroz integral
- 2 l de caldo de verduras
- 50 g de pimiento verde
- 50 g de pimiento rojo
- 2 chalotas
- 2 cdas. de aceite de oliva
- 25 g de garbanzos cocidos
- 50 g de brócoli
- 75 g de calabacín
- Sal

Preparación

1. Cortar las verduras a cuadraditos pequeños.
2. Poner el aceite de oliva en la paella, subir el fuego y añadir las verduras cocinando por orden de cocción, de más a menos duración en el proceso. Rehogar durante unos minutos. Poner a punto de sal.
3. Añadir el caldo caliente y, cuando hierva, incorporar el arroz en forma de lluvia intentando que haya la misma cantidad por todos los lados.
4. Cocinar los minutos que se indica en el envase hasta que el arroz esté bien gelatinizado. Probar el punto de sal.
5. Cuando falten 2 minutos para terminar la cocción, añadir los garbanzos.
6. Una vez finalizada la cocción, agregar los ramilletes de brócoli, tapar la paella con un paño limpio y dejar reposar 2 minutos más.

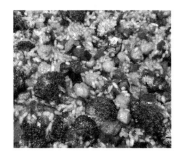

Este plato posee una gran cantidad de antioxidantes y fibra; además es rico en vitaminas y minerales. Muy energético y depurativo.

SALMÓN EN PAPILLOTE

Ingredientes (para 4 personas)

- 4 lomos de salmón limpios
- 100 g de brócoli
- 200 g de judías verdes
- 2 cebollas tiernas
- 20 g de jengibre
- 1 limón
- 100 g de zanahoria
- 100 g de guisantes
- 150 ml de aceite de oliva

Preparación

1. Precalentar el horno a 190 ºC.
2. Cortar las verduras: el brócoli en ramilletes, las judías en tiras, las zanahorias en juliana y la cebolla en 6 partes.
3. Salpimentar y saltear unos minutos cada verdura, casi sin aceite, hasta que queden al dente. Es mejor hacerlo por separado para respetar los diferentes tiempos de cocción.
4. Hacer un aceite aromatizado con la piel del limón y del jengibre.
5. Calentar el aceite unos minutos a fuego lento, sin que hierva; retirarlo del fuego y añadir la piel del limón y el jengibre rallado. Dejar infusionar, tapado, una media hora.
6. Salpimentar los lomos de salmón.
7. Hacer un paquete con papel de aluminio, poniendo en la base las verduras salteadas, encima los lomos de salmón y aliñar con el aceite de jengibre.
8. Cocer al horno a 200 ºC durante 15 minutos. Comprobar que el salmón esté bien cocinado.

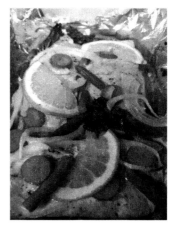

ENSALADA DE GARBANZOS VEGANA

Ingredientes (para 4 personas)

- 350 g de garbanzos cocidos
- 150 g de tofu firme
- ½ pimiento rojo
- ½ cebolla morada
- 3 rábanos
- 8 tomates *cherry*
- Perejil picado
- Aceite de oliva
- Vinagre balsámico
- Zumo de 1 limón
- ½ diente de ajo machacado (para el aliño)
- Sal y pimienta

Preparación

1. Empezar preparando el aliño, para que repose. Machacar un ajo muy fino, agregar el aceite, el vinagre y el zumo de limón. Agitar, para emulsionar. Dejar reposar para añadirlo al final.
2. Abrir el bote de garbanzos y escurrir el contenido. En un colador, lavarlos debajo del grifo. Escurrir el agua. Poner los garbanzos en una ensaladera o fuente.
3. Lavar y cortar en trocitos los rábanos, los tomates *cherry* y el pimiento. Cortar la cebolla en rodajas. Añadir estos ingredientes a la fuente junto a los garbanzos.
4. Cortar el tofu en rebanadas. En una plancha o sartén, añadir 1 cdta. de aceite y, cuando esté caliente, agregar el tofu y dorar medio minuto hasta que esté al gusto. Reservar.
5. Sazonar con sal, pimienta y con el aliño preparado al principio.
6. Colocar el tofu sobre la ensalada y espolvorear un poco de perejil picado, para darle color.

Esta es una ensalada rica en proteínas, calcio y fibra. Con el perejil añadimos hierro y vitamina C a la receta.

ESPAGUETIS DE CALABACÍN
CON SALSA DE AGUACATE

Ingredientes (para 4 personas)

- 1 calabacín
- ½ zanahoria
- 6 tomates *cherry*
- 20 g de rúcula
- 20 g de nueces
- 20 ml de aceite de oliva
- ½ aguacate
- 1 diente de ajo
- Pimienta negra
- Sal

Preparación

1. Preparar la salsa: triturar la rúcula, el ajo sin el germen, las nueces, el medio aguacate, el aceite de oliva y la sal hasta tener una salsa cremosa. Se puede añadir un poquito de agua.

2. Con un rallador normal, rallar el calabacín y la zanahoria en forma de espaguetis, cortando con las tijeras de vez en cuando para que no queden demasiado largos.

3. En una sartén con 1 cda. de aceite de oliva saltear durante un par de minutos los espaguetis de verduras.

4. Añadir 2 cdas. de salsa y saltear los espaguetis junto a la salsa y los tomates *cherry* cortados por la mitad, unos 20 segundos. Salpimentar.

El aguacate es una fruta que posee gran cantidad de vitaminas, fibra y grasas benignas que son beneficiosas tanto para la madre como para el bebé.

La rúcula es un alimento muy rico en ácido fólico.

MINIENSALADA DE POLLO Y PARMESANO

Ingredientes (para 4 personas)

- Obleas de arroz
- 1 pechuga de pollo
- Lechugas variadas
- 150 g de queso parmesano curado
- 4 rebanadas de pan de molde
- 2 yemas de huevo duro
- 1 diente de ajo
- Zumo de ½ limón
- Unas ramitas de perejil
- Aceite virgen extra
- Sal y pimienta

Preparación

1. Cocer la pechuga en un cazo con abundante agua, un poco de sal y unas ramitas de perejil, durante unos 20 minutos. Trocear a dados y reservar.

2. Picar las yemas de huevo duro, el ajo y remover bien.

3. Incorporar poco a poco el aceite de oliva como si se tratase de una mayonesa, agregar el zumo de limón y una pizca de sal y pimienta. Remover bien y reservar.

4. Poner las obleas de arroz en agua para que se reblandezcan y así poder utilizarlas.

5. Cortar el queso en daditos pequeños, juntar con el pollo y dejar macerar el conjunto con 3 cdas. de salsa.

6. Dorar el pan en una sartén con un poco de aceite y agregar al conjunto anterior.

7. Cortar las lechugas pequeñas y mezclar todo junto con un poco más de salsa.

8. Envolver en obleas de arroz y cortar por la mitad.

6

LA MENOPAUSIA:
UN VIAJE CON MALA PRENSA

Las recetas de este capítulo tienen presente la necesidad de proteína y de bajo contenido calórico de los alimentos que hay que satisfacer en esta etapa.

Empezamos con un plato de **revuelto de huevos y brócoli**, donde encontramos el huevo como proteína de alto valor biológico; las grasas se concentran en la yema y son saludables. Este es un plato rico en vitaminas, minerales, fibra y antioxidantes, y acompañado de brócoli resulta beneficioso para la obesidad, las enfermedades cardiovasculares, la hipertensión, el estreñimiento, la retención de líquidos y el cáncer.

Seguimos con un **conejo guisado al horno**. La carne de conejo tiene un bajo contenido en colesterol, sodio, y también en grasa, mientras que es alto en proteína y agua, lo que la hace muy digestiva.

A continuación, un **wok de garbanzos** que nos aporta fitoestrógenos (sustancias parecidas a los estrógenos), de los cuales vamos algo escasas en la menopausia, combinado con **espinacas** ricas en folatos, vitamina C y vitamina A y algo menos ricas en vitamina E, vitamina B6, riboflavina, betacarotenos, magnesio y hierro «no hemo» (se absorbe con más dificultad que el «hemo»), fósforo, potasio y calcio, que mantienen fuertes los huesos y los músculos. Otro de los puntos fuertes de las espinacas es la presencia de fibra, que favorece el tránsito intestinal y previene el cáncer de colon y la enfermedad cardiovascular.

Y, finalmente, tenemos una receta de pescado, **merluza a la gallega**, que nos aporta ácidos grasos omega-3, potentes antiinflamatorios naturales.

REVUELTO DE HUEVOS CON BRÓCOLI

Ingredientes (para 4 personas)

- 1 brócoli, cortado en ramilletes
- 4 huevos camperos
- 4 dientes de ajo
- Aceite de oliva
- Sal y pimienta

Preparación

1. Limpiar, pelar (desechar los tallos gruesos) y trocear en ramilletes el brócoli.
2. Hervir el brócoli con agua salada durante unos 12 minutos.
3. Mientras, pelar y picar el ajo.
4. Dorar el ajo en una sartén con aceite de oliva.
5. Cuando el brócoli esté listo, escurrirlo bien, incorporarlo a la sartén y saltear durante unos minutos.
6. Añadir los huevos revueltos, salpimentar al gusto. Remover hasta que cuaje.

El brócoli resulta beneficioso para la obesidad, las enfermedades cardiovasculares, la hipertensión, el estreñimiento, la retención de líquidos y el cáncer.

Asimismo, es muy nutritivo, rico en vitaminas, minerales, fibra y antioxidantes.

El huevo contiene proteínas de alto valor biológico. Sus grasas se encuentran concentradas en la yema y son saludables. Además, es rico en vitaminas y minerales.

CONEJO GUISADO AL HORNO

Ingredientes (para 2 personas)

- 1 conejo troceado
- 1 manzana
- 2 zanahorias ralladas
- 10 tomates *cherry*
- Romero, tomillo...

- Harina
- Miel
- 1 cebolla grande
- 3 dientes de ajo
- Sal y pimienta

Preparación

1. Precalentar el horno a 190 ºC.
2. Condimentar el conejo con sal y pasar por harina.
3. Rallar las zanahorias, cortar la cebolla y las manzanas en 4 partes y untar los trozos de manzana con la miel.
4. En una cazuela con aceite caliente, añadir el conejo, la cebolla, las zanahorias y los tomates *cherry*. Tapar y cocinar durante unos 15 minutos dando la vuelta al conejo para que se cocine bien.
5. Añadir el ajo, las manzanas y las hierbas aromáticas.
6. Acabar la cocción en el horno, vertiendo un poco de agua (para que no se quede seco) durante unos 10 minutos más.

La carne de conejo es una de las más sanas y con menos grasas saturadas y colesterol.

La carne blanca es rica en minerales y vitaminas del grupo B, baja en calorías y sodio y, por tanto, ayudará a evitar la retención de líquidos.

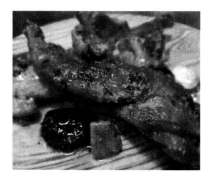

WOK DE GARBANZOS CON ESPINACAS

Ingredientes (para 4 personas)

- 1 bolsa de espinacas frescas
- 1 bote de garbanzos cocidos (colados y aclarados)
- 1 diente de ajo
- Tomates *cherry*
- 2 cdas. de aceite de oliva
- Pimienta
- 1 cda. de salsa de soja

Preparación

1. Calentar un wok, una sartén o una cazuela un poco alta.
2. Añadir el aceite y, cuando esté caliente, incorporar el ajo. Cuando esté dorado, agregar las espinacas, saltear durante 1 minuto, sin parar de remover y añadir los garbanzos.
3. Sazonar con la pimienta y, al final, poner la salsa de soja.
4. Servir el plato acompañado de unos tomates *cherry*.

Los garbanzos contienen fitoestrógenos, cuya estructura es similar a la de los estrógenos.

MERLUZA A LA GALLEGA

Ingredientes (para 4 personas)

- 4 lomos de merluza grandes
- 2 patatas medianas cortadas en cubos
- 4 dientes de ajo
- 1 cebolla
- Pimienta negra
- 1 cucharadita de pimentón dulce
- 2 hojas de laurel
- 1 chorrito de vinagre
- Sal
- Aceite de oliva
- 1 vaso de agua de hervir las patatas

Preparación

1. Poner en una cazuela agua, el laurel, la cebolla en cuartos y las patatas.
2. Pasados 15 minutos, colar y reservar el vaso de agua hervida. Añadir la merluza.
3. Aparte, en una sartén con aceite de oliva, freír los ajos en láminas, a fuego muy lento.
4. Cuando los ajos estén dorados, retirar del fuego y agregar 1 cdta. de pimentón dulce, un chorrito de vinagre y el agua reservada hirviendo.
5. Remover y bajar el fuego al mínimo para mantenerlo caliente.
6. Añadir esta salsa a la cazuela con las patatas y la merluza, y cocinar durante 7-8 minutos.

Está receta nos aporta ácidos grasos omega-3, potentes antiinflamatorios naturales.

La cebolla es muy depurativa.

7

CÓMO MANTENER EL PESO DESEADO DESPUÉS DE SEGUIR UNA DIETA

En las recetas de este capítulo se trata de tener presente todos los grupos de alimentos, pero en su justa medida. No puede faltar una dosis de hidratos de carbono, en este caso unos **macarrones con salsa carbonara**, fuente de energía por excelencia.

Seguimos con una **crema de espárragos**, ricos en agua y con un elevado contenido en fibra, por lo que son un alimento perfecto para combatir el estreñimiento, acompañados de **alcachofa**, un alimento muy equilibrado en cuanto a nutrientes, y que evita la retención de líquidos, tiene un bajo contenido en calorías y alto en fibra.

Y acabamos con una **ensalada de cuscús**, que nos proporciona una energía que dura mucho más en el organismo que la de la pasta. Se trata de uno de los cereales con mayor aporte proteico, con un alto contenido en hidratos de carbono complejos en forma de almidón, que son de lenta absorción. También aporta vitaminas del complejo B, provitamina A y minerales como fósforo y magnesio y, en menor proporción, calcio, hierro y potasio.

MACARRONES CON SALSA CARBONARA Y SALMÓN AHUMADO

Ingredientes (para 4 personas)

- 400 g de pasta (macarrones, espaguetis...)
- 1 cebolla finamente picada
- 2 cdas. de harina
- 2 cdtas. de ajo en polvo
- 1 taza de leche desnatada
- 100 g de guisantes
- 5-10 champiñones
- 50 g de queso rallado
- 250 g de salmón ahumado picado
- Aceite de oliva
- Sal
- Perejil picado

Preparación

1. Poner a hervir una olla grande con agua y sal. Cuando se llegue al punto de ebullición, agregar la pasta y cocinar durante 10 minutos hasta que esté al dente. Escurrir.
2. En una cacerola mediana poner aceite y sofreír la cebolla con los champiñones troceados hasta que la cebolla esté tierna. Incorporar la harina, el polvo de ajo, la leche y calentar (sin dejar hervir).
3. Agregar poco a poco el queso hasta que la salsa esté suave.
4. Cocinar a fuego lento durante 4 minutos.
5. Mezclar los trozos de salmón ahumado y cocinar durante 2 minutos más.
6. Decorar esparciendo un poco de perejil finamente picado.

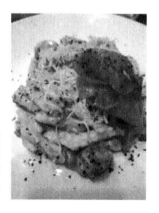

Los hidratos de carbono son una fuente de energía.

CREMA DE ESPÁRRAGOS

Ingredientes (para 4 personas)

- 1 manojo de espárragos verdes
- ½ cebolla
- 2 alcachofas troceadas
- 2 patatas grandes
- 1 l de caldo de verduras
- 3 cdas. de nata líquida
- Aceite de oliva
- Sal, pimienta

Preparación

1. Quitar las hojas más verdes de las alcachofas. Sacar la pelusilla del tallo.
2. Cortarlas en 4 trozos y hervir en agua caliente con perejil o limón. Reservar.
3. Trocear los espárragos y lavarlos. Pelar y picar la cebolla. Pelar las patatas y cortarlas en trozos pequeños.
4. En una olla con un chorrito de aceite de oliva, sofreír la cebolla. Cuando comience a dorarse, agregar las patatas y los espárragos. Saltear durante unos minutos.
5. Añadir el caldo de verduras y cocer a fuego lento hasta que se hagan todas las verduras. Salpimentar.
6. Retirar del fuego y añadir la nata. Triturar todo en la batidora.
7. Servir en boles con las alcachofas cortadas en trocitos.

Los espárragos contienen abundante agua y mucha fibra, por lo que son un alimento perfecto para combatir el estreñimiento.

La alcachofa es un alimento muy equilibrado en cuanto a nutrientes y muy saludable. Evita la retención de líquidos, es muy baja en calorías y rica en fibra.

ENSALADA DE CUSCÚS

Ingredientes (para 4 personas)

- 300 g de cuscús
- 1 naranja
- 100 g de canónigos
- 10 tomates *cherry*
- 1 lata de atún pequeña
- 100 g de guisantes hervidos
- ½ pimiento rojo
- Aliño: perejil, menta, ajo, zumo de limón, aceite, vinagre y mostaza

Preparación

1. Preparar el cuscús, tal y como se describe en el envase. Esperar a que se enfríe.
2. Cortar en trocitos la naranja, los tomates y el pimiento.
3. En un bol grande, ir añadiendo los ingredientes.
4. Primero, poner el cuscús frío; a continuación, el atún, los guisantes, el pimiento, los tomates *cherry* y los canónigos.
5. Preparar el aliño con aceite de oliva, vinagre, zumo de limón, menta picada, 1 cdta. de mostaza, ajo picado, perejil y menta.
6. Mezclar todo y servir frío.

Este plato es rico en vitaminas, minerales y fibra.
Muy fácil de digerir.

8

AFECCIONES FRECUENTES EN LA MUJER Y ALIMENTACIÓN ADECUADA

Para fortalecer los huesos, proponemos una receta de **col kale**, para personas que padecen osteopenia/osteoporosis. La col kale es muy rica en vitamina C, E y A, calcio, hierro, magnesio, potasio, zinc, y tiene un alto valor proteico. Su valor calórico es muy bajo, ya que gran parte de su composición es agua.

Para aliviar los síntomas del estreñimiento os proponemos una receta a base de **hummus de remolacha**.

Para finalizar el libro con un buen sabor de boca, os proponemos unos buenos postres. En esta ocasión os propongo dos platos, que, a la vez que riquísimos, tienen presente las recomendaciones de este capítulo para una buena salud vaginal: **batido de fresas y cacao** y **zumo de naranja y zanahoria con cúrcuma**. ¡A disfrutar!

CREMA DE COL KALE CON PUERROS

Para personas que padecen osteopenia/osteoporosis.

Ingredientes (para 4 personas)

- 2 puerros cortados en rodajas y lavados
- 2 cdtas. de aceite de oliva
- 150 g de col rizada, sin tallo y picada (kale)
- 1 l de caldo de verduras
- Sal y pimienta

Preparación

1. Sofreír los puerros en el aceite de oliva hasta que se ablanden, alrededor de 3 minutos. Añadir la col rizada y cocer hasta que esté blanda.
2. Agregar el caldo de verduras y cocinar 15-20 minutos a fuego lento.
3. Retirar la mezcla del fuego y dejar que se enfríe un poco. Retirar un poco de líquido (reservar) y triturar. Si la crema queda muy espesa, añadir un poco de líquido reservado. Salpimentar.

La col kale es muy rica en vitaminas C, E y A, calcio, hierro, magnesio, potasio, zinc y tiene un alto valor proteico. Su valor calórico es muy bajo, ya que gran parte de su composición es agua.

HUMMUS DE REMOLACHA

Para personas que padecen estreñimiento.

Ingredientes (para 4 personas)

- 1 remolacha
- 200 g de garbanzos
- 1 cda. de tahíni (pasta de sésamo)
- Comino
- Aceite de oliva
- Zumo de limón
- Sal y pimienta

Preparación

1. Limpiar bien la remolacha y cortarla en 4 trozos. Cuidado con mancharse, la remolacha tiñe mucho.
2. Hervir la remolacha durante 20 minutos o hasta que esté tierna.
3. Una vez hervida y un poco enfriada, añadir los garbanzos y triturar todo con la picadora.
4. Agregar la cucharada de tahíni, el comino, el zumo de limón y un buen chorro de aceite. Probar y salpimentar al gusto.
5. Puede servirse con unas tostadas de pan, unos palitos o pan de pita. También resulta ideal preparar una tostada de pan con hummus y un poco de queso camembert y gratinar.

La remolacha nos aporta gran cantidad de fibra y, por tanto, previene el estreñimiento. También es muy digestiva y posee un efecto prebiótico, lo que ayuda a mejorar la flora intestinal.

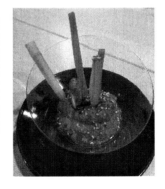

BATIDO DE FRESAS Y CACAO

Para una buena salud vaginal.

Ingredientes (para 2 personas)

- 3 cdas. de cacao en polvo sin azúcar
- 500 ml de bebida vegetal de almendras, avena, arroz (sin azúcares añadidos)
- 200 g de fresas maduras y dulces

Preparación

1. Lavar bien las fresas, eliminar el tallo y las hojas.
2. Secarlas con papel de cocina y trocearlas.
3. Verter la bebida vegetal preferida en el recipiente de la batidora.
4. Añadir las fresas y batir la mezcla.
5. Verter el batido en 2 vasos y espolvorear un poco de cacao en polvo por encima.

Las fresas poseen una excelente acción antioxidante, gracias a su contenido en antocianinas, pigmentos vegetales que le dan su característico color rojo, a lo que se suma su elevado porcentaje de vitamina C.

El cacao es rico en flavonoides y catequinas, compuestos de acción antioxidante que tienen un efecto protector sobre la salud cardiovascular.

No hay que confundir el cacao puro con el chocolate, ya que este último contiene manteca de cacao y azúcar, mientras que el cacao no aporta grasas ni azúcar.

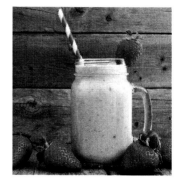

ZUMO DE NARANJA Y ZANAHORIA CON CÚRCUMA

Para mantener una buena salud vaginal.

Ingredientes (para 1 persona)

- 125 ml de agua
- Zumo de ½ limón
- 1 zanahoria mediana (mejor las de racimo, que son más dulces)
- 2 naranjas pequeñas (de zumo o una grande)
- ½ cdta. de cúrcuma
- Pimienta negra

Preparación

1. Pelar las naranjas y las zanahorias, y cortarlas en dados.
2. Se debe comprobar que no haya semillas en las naranjas y, si es así, eliminarlas. Proceder del mismo modo con la piel blanca, ya que le da un sabor amargo.
3. Exprimir el zumo de ½ limón y reservar.
4. Verter el agua, el zumo de limón, las naranjas y la zanahoria troceada (o rallada) en la batidora.
5. Añadir la cúrcuma y una pizca de pimienta negra para aprovechar los beneficios de la cúrcuma.
6. Batir toda la mezcla.

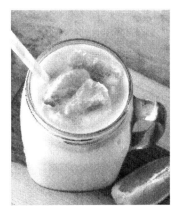

La zanahoria contiene un elevado porcentaje de carotenos o provitamina A, que es buena para la piel y la vista.

La naranja es rica en flavonoides y vitamina C, que refuerza el sistema inmunitario.

La cúrcuma reduce el estrés y fortalece las defensas.

BIBLIOGRAFÍA

Y hasta aquí mi granito de arena en el ámbito de la nutrición en la vida de una mujer.

Para redactar este libro he recopilado los conocimientos de numerosos profesionales. Mi función es divulgarlos entre vosotras de una manera agradable y didáctica. Me gustaría pensar, sea cual sea el momento de la vida en el que os encontréis, que os puedo ayudar a mejorar vuestra calidad de vida y a que adquiráis unos hábitos saludables.

La alimentación tiene más relevancia en nuestras vidas de lo que se podría pensar a simple vista. Atender a nuestras necesidades y requerimientos nutricionales en cada momento no deja de ser una importante inversión de futuro que nos asegurará una vida saludable a largo plazo.

Este es mi primer libro, espero que no sea el último, ¡cuento con vosotras! ¡Muchas gracias!